LE RÉGÉNÉRATEUR

DE LA SANTÉ

PAR A. REYBAUD

....

OUVRAGE A LA PORTÉE DE TOUT LE MONDE
et indispensable à toutes les familles

~~~~~~

PRIX : **2** FR. **50**

~~~~~~

MARSEILLE
En vente chez l'Auteur, 36, rue d'Aix
ET CHEZ LES PRINCIPAUX LIBRAIRES.

—

1881

LE RÉGÉNÉRATEUR

DE LA SANTÉ

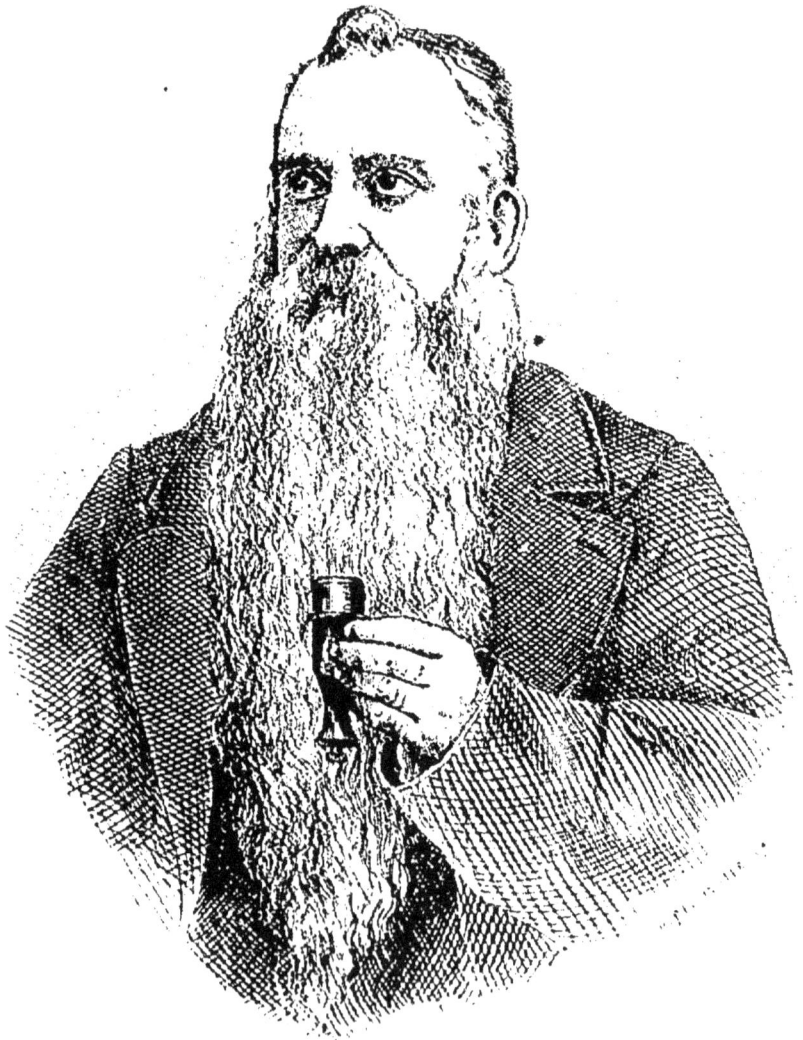

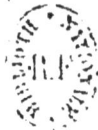

LE
RÉGÉNÉRATEUR
DE LA SANTÉ

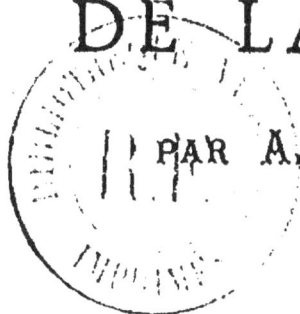

PAR A. REYBAUD

OUVRAGE A LA PORTÉE DE TOUT LE MONDE
et indispensable à toutes les familles

PRIX : **2** FR. **50**

MARSEILLE

En vente chez l'Auteur, 36, rue d'Aix

ET CHEZ LES PRINCIPAUX LIBRAIRES.

1881

Ainsi qu'on pourra s'en convaincre en lisant les pages qui suivent, notre système est basé sur l'emploi de diverses plantes qui par leur combinaison opèrent des guérisons surprenantes. Rien n'est obscur dans les remèdes que nous prescrivons, tout y est simple, naturel et facile à contrôler; on peut du reste s'en rendre compte en prenant connaissance des formules suivantes:

FORMULES

Pour faire soi-même le Sirop et les Pommades de notre composition.

Sirop pour rhume, fluxion de poitrine, asthme, irritation, etc.

Prendre une pincée de graine de lin, quelques fleurs de tussilage et 20 grammes de guimauve coupée par petits morceaux, faire bouillir dans 1 litre d'eau et réduire à moitié, laisser reposer et passer ensuite ce liquide à travers un linge.

Prendre ensuite 1 kilogramme de sucre raffiné, verser la moitié du liquide ainsi qu'un demi verre d'eau et faite dissoudre; prendre 60 grammes de gomme arabique en grumeau, la piler et faire dissoudre dans le restant de la décoction encore chaude, bien remuer pour activer la dissolution; mettre le sucre au feu et faire bouillir à petit feu. (Si on emploie du sucre non raffiné, l'écumer avant l'ébullition). Lorsque ce sirop fait bien la perle, vider la gomme déjà dissoute faite encore bouillir le tout ensemble pendant cinq minutes, ajouter, pour parfumer, 4 petites cuillerées de fleurs d'oranger. Retirer du feu, laisser refroidir et mettre en bouteilles.

NOTA. — On prend ce sirop par cuillerée très souvent, même pendant la nuit, il est adoucissant, calme bien la toux, facilite l'expectoration des matières qui chargent l'estomac; il est très bon aussi pour les personnes dont la poitrine est délicate ainsi que pour la coqueluche.

Pommade pour les panaris et les mauvaises plaies.

Cire jaune, 1re qualité..............	10 grammes.
Saindoux provenant du porc mâle.	50 »
Huile d'olive, 1re qualité...	50 »
Résine de pin, 1re qualité.........	100 »

Faire fondre le tout ensemble sur un feu doux en ayant soin de remuer, laisser cuire pendant un quart-d'heure et retirer du feu. On peut ensuite employer cette pommade à froid ou légèrement chauffée.

Pommade pour calmer l'irritation produite par l'usage de l'huile révulsive et que l'on emploiera au moment où les boutons en desséchant produiront une forte démangeaison.

Saindoux de porc mâle........ 100 grammes.
Huile d'olive, 1ʳᵉ qualité........ 150 »
Cire jaune.................... 25 »

Faire fondre à petit feu le tout ensemble pendant un quart-d'heure.

NOTA. — Pour employer cette pommade il est nécessaire de la faire chauffer. On ne doit mettre au feu que la quantité qui doit servir au pansement : si la pommade était trop épaisse on y ajouterait de l'huile d'olive.

AVIS

Le dépôt de notre huile Révulsive, de la pommade pour les plaies et les panaris, ainsi que de nos capsules de santé se trouve chez M. Ch. Cassius, médecin-pharmacien, rue d'Aix, 13, seul dépositaire à Marseille (Bouches-du-Rhône).

Notre appareil Régénérateur se trouve à la même pharmacie, ainsi que chez l'Auteur, rue d'Aix, 36, à Marseille.

PRÉFACE

L'auteur de ce livre n'est ni un savant ni un docteur, le public n'a donc à redouter de lui aucune de ces grandes théories plus ou moins paradoxales qui prétendent démolir complètement l'édifice médical pour le reconstruire sur de nouvelles bases.

Ce qu'il offre au public c'est un corps d'observations, c'est, nous n'oserions pas dire une méthode nouvelle de traitement, mais un mode nouveau d'application d'une méthode aussi vieille que la médecine elle-même. Ce qu'il offre au public ce sont des relations nombreuses d'expériences qui démontrent l'efficacité de ce qu'il préconise.

Son but est de faire connaître à tous ce qui probablement ne lui survivrait pas, ce qui, dans tous les cas, même lui vivant, ne dépasserait pas la ville qu'il habite et dont la révélation peut apaiser bien des souffrances, guérir bien des maux.

Soulager l'humanité a été toujours l'unique pensée de celui qui écrit ces lignes, et c'est encore là ce qui le guide dans la publication de ce travail.

Quoique l'auteur ne se soit jamais assis sur les bancs de nos Facultés; qu'il ne soit docteur en au-

cunes choses et que les savants puissent, avec leur
dédain habituel pour tout ce qui ne vient pas d'eux,
faire fi de lui et de ses œuvres, il n'est pas à ce
point ignorant pour ne pas savoir ce que c'est que la
méthode révulsive, dont sa méthode à lui n'est
qu'un des mille modes d'application, et de ne pouvoir le dire à ses lecteurs.

Un grand nombre de maladies, on pourrait presque dire toutes les maladies qui ne tiennent pas à de
véritables intoxications, sont le résultat de troubles
circulatoires.

Nos lecteurs se rappelant sans doute avoir lu qu'il
n'y a jamais de troubles fonctionnels sans lésions,
nous demanderont peut-être si ces troubles circulatoires ne sont pas toujours amenés par une lésion à
laquelle il faudrait s'attaquer, au lieu de s'attaquer
au trouble circulatoire lui-même.

Nous faisons l'humble aveu que notre science est
ici prise en défaut, et il se peut que nous répondions
par une de ces grosses naïvetés qui font hausser les
épaules à nos savants officiels ; mais il nous semble
pourtant, avec un peu de bon sens, pouvoir répon-
dre à la question qui nous est posée. Si nous nous
trompons, que le verdict des Facultés nous soit
léger !

Oui, il faut des lésions pour amener des modifications quelconques dans le jeu régulier de nos fonctions ; mais on se tromperait d'une manière étrange
si, par le mot *lésions* on entendait nécessairement
une transformation profonde opérée dans nos orga-

nes. Il y a des modifications temporaires produite par le froid, le chaud et mille causes que nous ne saurions énumérer, modifications qui entraînent nécessairement des troubles fonctionnels ; et il peut arriver que ces derniers déterminent des lésions plus profondes, plus durables que celles d'où ils proviennent originairement, des lésions qui constituent alors une véritable maladie.

Prenons un exemple :

Nous avons une certaine quantité de sang à l'état de circulation. Ce sang poussé par le ventricule gauche du cœur se transporte par les artères et les capillaires jusqu'aux plus lointaines extrémités du corps où il apporte la nutrition, la chaleur, la vie ; puis il revient au cœur gauche après un passage préalable à travers le cœur droit et le poumon, passage dont le résultat est de le revivifier par l'air, ensuite il recommence son circulus.

La répartition du liquide nourricier est telle que chaque région, chaque organe en reçoit exactement la proportion exigée par les besoins de la nutrition et de la calorification et ne peut pas en recevoir moins ni davantage sans qu'immédiatement cet équilibre, appelé par nous *santé*, ne soit rompu. Donnez-en moins — expérience facile à faire en comprimant une artère — la partie devenue anémique, exsangue se refroidit, peut se gangrener si l'arrêt de la circulation est assez prolongé et assez considérable, et donne lieu aux troubles les plus effrayants, si la partie ainsi anémiée est un organe,

important comme la moëlle épinière ou l'encé-
phale.

Donnez au contraire à une partie du corps trop
de sang et vous aurez des phénomènes différents
de ceux que produit l'anémie, mais également
anormaux, morbides : des phénomènes de congestion et de phlogose ou inflammation.

Nous venons de parler d'anémie et de phlogose.

Toutes les fois que l'anémie tient à une cause générale, à une diminution des qualités vivifiantes du
sang due à l'abaissement du chiffre des globules, elle
peut exister seule et se manifester par des troubles
souvent très inquiétants.

Mais quand l'anémie est localisée et due à une
cause mécanique, physique ou chimique, il est très
difficile que cette anémie qui se produit sur un
point ne s'accompagne pas de phlogose sur quelque
autre point.

Si, en effet, la quantité de sang qui circule dans
notre organisme est limitée, il est clair qu'on ne
peut rendre moins abondante la circulation dans
une région de l'organisme, sans immédiatement la
rendre plus abondante dans toutes les autres ré-
gions, la quantité de sang qui n'est plus reçue par
les vaisseaux de la région anémiée devant nécessairement aller quelque part et ne pouvant se rendre
que dans les vaisseaux des autres parties du corps.

Lors donc que l'on détermine une diminution de
circulation sur un point, on augmente immédiatement l'intensité circulatoire sur tous les autres.

Voilà une vérité incontestable, mathématique, que l'Académie de médecine elle-même ne nous contestera pas. Si alors l'empêchement apporté à la circulation, pendant un instant cesse, la circulation se rétablit, mais le sang poussé avec force, dès que disparaît l'obstacle, dépasse le but ; la partie préalablement anémiée se congestionne, puis s'anémie encore à un degré moindre pour se congestionner de nouveau et, après une série de mouvements oscillatoires, la circulation normale se rétablit. Il arrive même que ces mouvements oscillatoires donnent à la longue plus d'activité à la circulation d'une partie du corps qui en manque et peuvent devenir un élément de guérison. C'est là-dessus qu'est fondée cette puissante méthode thérapeutique et hygiénique à laquelle nous devons tant, l'hydrothérapie.

L'hydrothérapie n'a pas d'autre effet que de favoriser la circulation cutanée. L'eau froide resserre les vaisseaux de la peau ; le sang afflue dans l'intérieur du corps et le ségument devient beaucoup moins pourvu en liquide nourricier.

Mais à peine hors de l'eau, la cause qui avait rétracté les vaisseaux cutanés cessant, ceux-ci se dilatent. Le sang, sous l'influence de la tension déterminée par lui dans les vaisseaux du centre où il a afflué, revient avec force à la peau : c'est la réaction. Il dilate même trop les vaisseaux cutanés, qui, à leur tour, sont obligés de renvoyer le trop plein vers le centre. C'est là ce qui constitue la contre-réaction suivie elle-même d'une seconde réaction.

Lorsque la circulation cutanée est imparfaite et qu'on la soumet pendant des mois consécutifs à ces oscillations circulatoires, elle se rétablit, reprend ses proportions voulues ; les organes intérieurs se dégagent et la santé revient. Rien ne vaut cette méthode dans les maladies chroniques où le mal produit par des causes lentes et graduelles doit être attaqué par des causes graduelles et lentes aussi.

Mais faisons maintenant une seconde hypothèse.

Un homme court ou travaille ; il a très chaud, il est rouge, il transpire ; sa peau tout entière est le siége d'une forte congestion, congestion passagère et inoffensive, mais qui n'emmagasine pas moins une forte quantité de sang dans les vaisseaux cutanés.

Cet homme se jette à l'eau. Aussitôt la peau devient froide, le sang se précipite avec violence vers le cœur et les viscères, et il s'y précipite en quantité considérable parce que, par son étendue même, la peau en recèle une fraction assez importante du poids total.

Si l'homme qui s'est jeté à l'eau en sort aussitôt, les phénomènes que nous venons de décrire, et sur lesquels l'hydrothérapie est fondée, se produisent.

Mais s'il y reste longtemps, la réaction ne pouvant pas se faire, l'excès de sang qui a reflué vers le cœur, les poumons, les viscères en général, y détermine des phénomènes de congestion permanente. Les organes s'engorgent, les veines étant distendues, des exsudations s'y produisent. L'organe, modifié

par ces exsudations, devient le siége d'une circulation plus active encore; ce qui n'était d'abord que
congestion devient inflammation. On se trouve en
face d'une maladie sérieuse qui exigera un temps
relativement long pour sa guérison et qui pourrait
aussi très bien ne pas guérir.

Que devra faire le médecin en cette circonstance ?
La nature du mal indique le remède.

Puisque c'est par suite de la suppression de la
circulation cutanée que l'inflammation parenchyma-
teuse s'est produite, il fau', pour guérir celle-ci,
ramener le sang vers la peau et faire ainsi dégorger
l'organe phlogosé.

Mais comme nous ne nous trouvons plus ici en
présence d'une simple congestion passagère ; comme
il y a inflammation, lésion organique et que cette
inflammation, produit d'une congestion, s'alimente
elle-même en maintenant la congestion autour
d'elle, les moyens légers tels que les frictions, les
bains de pieds, l'hydrothérapie, les sinapismes
même sont impuissants à arrêter le mal.

Il ne suffit plus d'un simple dérivatif ; il faut un
révulsif puissant ; il faut pour faire disparaître l'inflammation localisée dans le poumon, le cœur, le
foie ou tout autre organe essentiel à la vie, faire
naître artificiellement une autre véritable inflammation sur un autre organe où elle soit sans dangers,
sur la peau. Il faut, en un mot, opposer une inflammation inoffensive à une inflammation dangereuse.
C'est ce qu'on obtient avec notre Régénérateur.

C'est sur ces principes qu'est fondée la méthode révulsive.

La méthode révulsive, qui détermine vers la peau un afflux considérable et permanent, est aux inflammations aiguës et même à certaines inflammations chroniques, ce que l'hydrothérapie est à ces congestions générales et non inflammatoires dues si souvent à un trouble graduel et lent survenu dans les fonctions de l'enveloppe ségumentaire.

La méthode révulsive est donc, comme l'hydrothérapie, un moyen puissant de guérison, quelque chose comme l'un des pôles de la thérapeutique dont l'hydrothérapie est l'autre pôle.

Aussi, depuis qu'il existe des médecins, et avant même qu'on ait pu en donner la théorie, l'efficacité de la méthode révulsive a-t-elle été reconnue.

Les modes d'application de cette méthode sont nombreux et divers :

Le vésicatoire,

Le seton,

Les pointes de feu,

L'application de l'huile de croton, comme dans l'emplâtre de thapsia,

Le badigeonnage à la teinture d'iode, etc., etc., ne sont autre chose que des procédés d'application de la révulsion, procédés plus ou moins énergiques et proportionnés à la gravité du mal.

Parmi ces divers procédés eux-mêmes, il y a des subdivisions. Ainsi la vésication, par exemple, est produite ordinairement par la cantharide ; mais on se sert pour la déterminer de l'ammoniaque ou du marteau de Mayor lorsqu'on désire une action immédiate.

Eh! bien, ce que nous offrons aujourd'hui au public n'est pas autre chose qu'un nouveau procédé révulsif, tenant le milieu entre le vésicatoire et l'emploi de l'huile de croton, procédé dont nous avons reconnu l'étonnante efficacité, laquelle d'ailleurs est démontrée par les nombreux certificats que nous publions plus loin.

La méthode peut être décrite en deux mots :

Piquer l'épiderme sans attaquer le derme — afin que notre produit agisse mieux lorsque son action n'est plus interceptée par une couche d'épiderme intacte — puis, avec une plume, répandre sur la partie piquée une couche de l'huile que nous avons composée, recouvrir le tout de coton, percer les vésicules s'il s'en produit sans les déchirer, panser avec de l'huile ou encore mieux avec une pommade de notre composition, pour calmer les démangeaisons, et dès que le premier effet tend à disparaître, recommencer jusqu'à complète guérison, tel est, en substance, notre procédé qui est, on le voit, des plus simples.

Quant aux piqûres, elles se pratiquent aisément avec un appareil de notre invention, sans occasionner aucune douleur.

On nous pardonnera, à nous, ignorant des choses de la médecine, de nous être introduit dans un domaine qui n'est pas le nôtre, mais nous estimons que tout homme se doit à l'humanité, que, quelle que soit sa position sociale, tout homme qui connaît une vérité utile doit à ses semblables de la répandre et que ce serait un crime que de conserver pour soi, parce qu'on n'est pas médecin, une méthode curative dont on a constaté les bons effets.

Nous avons cru faire notre devoir en publiant ce livre et nous avons la conviction que lorsque le public se sera pénétré des préceptes qu'il renferme et en aura constaté les heureux effets, tous les sarcasmes cesseront si tant est qu'il s'en élève au début.

Nous attendons avec confiance le verdict des médecins consciencieux.

A. REYBAUD.

Nous ne voulons pas entrer dans la description de notre Régénérateur et dans le détail des diverses maladies auxquelles nous sommes assujettis, sans citer le jugement de quelques praticiens dont la parole fait autorité en médecine, tels sont les docteurs A. Naquet, ancien professeur à l'Ecole de médecine de Paris, Huc, Margaillan, Cassius, etc., à Marseille.

(Voir les certificats).

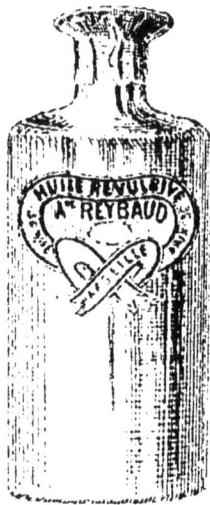

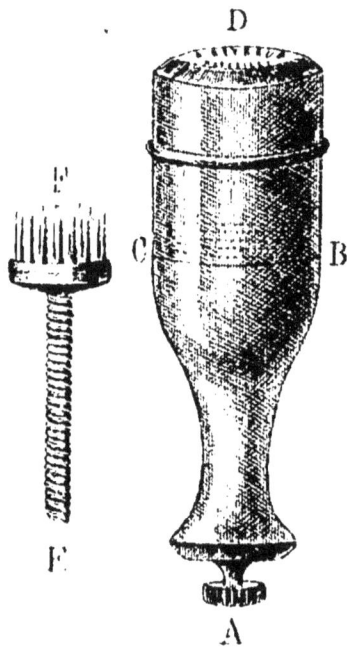

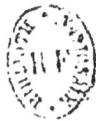

CHAPITRE I [er]

Le Régénérateur

~~~~~

Avant de passer aux détails d'application, il est nécessaire, pour l'intelligence de ce qui va suivre, de donner aux lecteurs une description de l'appareil qui doit, s'ils l'emploient d'une façon convenable, leur rendre tant de services.

Notre système étant entièrement basé sur les fonctions du sang dans l'organisme humain et tendant simplement à le purifier, nous avons nommé notre appareil le Régénérateur du corps humain.

Dans la planche ci-jointe, la figure A B C D représente l'instrument sous sa forme extérieure. Si on le dévisse aux points B C de la même façon que l'on dévisserait un étui ordinaire, on fait sortir la seconde figure F E, dont la première n'est, en quelque sorte, que l'enveloppe.

Il faut remarquer que, dans l'application, ces deux figures ne se séparent pas et agissent ensemble ; si on les a distinguées ici, c'est simplement pour mieux faire connaître l'instrument au lecteur. Il est, d'ailleurs, indispensable de le démonter de cette façon pour le nettoyer en temps et lieu, afin de le tenir

toujours propre et de préserver les aiguilles de la
rouille.

Lorsqu'on veut opérer, il suffit de dévisser la partie
D de l'instrument et alors la figure E F reste enfer-
mée dans la partie A B C de la première figure.

La figure E F représente la partie essentielle de
l'appareil. En F se trouve un bouquet de fines aiguilles
adaptées à une petite boule émoussée, à laquelle
aboutit un ressort de cuivre en spirale, autrement dit
à boudin, venant se terminer au poi. ¹ qui est lui-
même en communication directe avec le bouton A de
la première figure.

Ce bouton se compose de deux parties : la première
est une plaque de métal étroitement enchâssée dans
le bois de l'enveloppe et complètement fixe ; la
seconde est le bouton lui-même adapté à la plaque
mais pouvant se mouvoir horizontalement, et, comme
nous l'avons dit plus haut, en communication directe
avec le ressort en spirale E. Ce bouton sert de modé-
rateur à l'appareil, c'est-à-dire lui donne plus ou
moins d'intensité : en le tournant à gauche ou à droite,
on diminue ou on augmente la pression du ressort,
de telle sorte que l'opérateur peut, selon le plus ou le
moins de délicatesse de l'épiderme, appliquer l'instrument plus ou moins fortement. On verra d'ailleurs
plus loin les cas où il doit être appliqué avec plus de
force.

Quant à la troisième figure, elle représente simplement une petite fiole de dimension ordinaire, dans
laquelle est renfermée l'huile de notre composition.

Quelles que soient les parties piquées par le Régénérateur, il faut y passer une couche de cette huile
au moyen, soit d'une plume, soit d'un petit pinceau.

Il est même des circonstances, comme nous le verrons plus loin, où l'huile opère seule et sans le secours de l'instrument.

Remarquons en passant qu'il convient de se servir de l'huile avec précaution, non point qu'on ait à redouter des conséquences graves d'aucune sorte, mais si on touchait les parties sexuelles ou les yeux, on ressentirait de grandes douleurs ; aussi faut-il avoir soin de bien se laver les mains dès que l'opération est terminée.

Cette huile peut se conserver pendant plus de quinze ans, si on a le soin de tenir le flacon hermétiquement bouché ; il faut aussi le garder hors de la portée des enfants. Quant à l'instrument il peut durer d'une façon indéfinie, pourvu qu'on évite de laisser rouiller les aiguilles.

Si l'aspect de l'appareil imprimait quelque appréhension, nous ferons observer qu'il ne produit aucune douleur, mais seulement une piqûre sans aucun danger quand même il serait appliqué fortement, étant construit de telle sorte que les aiguilles effleurent simplement la peau.

Ce n'est pas d'ailleurs la piqûre des aiguilles qui peut guérir, elle ne fait que préparer les voies aux effets de l'huile qui, étant répandue sur les endroits piqués, provoque une éruption salutaire pour le malade.

L'aspect de ces petites et fines aiguilles ne doit donc pas être pour ce dernier un sujet d'épouvante.

§ 2. — Effets du Régénérateur

Le but et, en même temps, les effets du système Régénérateur sont d'extraire par la peau, et au moyen d'éruptions, les principes morbides de la maladie.Tel était d'ailleurs, le système du fondateur de la science médicale, Hippocrate.

Quant à ce qui nous concerne personnellement, nous devons à ce système d'avoir actuellement d'excellents yeux, alors qu'auparavant nous voyions à peine ; d'avoir l'ouie très fine, alors que nous n'entendions presque plus ; de vaquer à nos affaires et de marcher sans aucune difficulté, alors que précédemment l'usage de nos jambes ne nous était plus permis. Enfin, nous avons recouvré la santé, après avoir été, en quelque sorte des pieds à la tête, un véritable infirme.

Combien y en a-t-il qui, comme nous, ont éprouvé ces salutaires et merveilleux effets !

On pourrait faire des volumes avec les attestations et les expressions de reconnaissance de tous ceux qui, ayant eu recours à notre procédé, lui doivent leur retour à la santé ; nous nous bornerons à reproduire seulement quelques certificats comme annexe à cette brochure.

Il est facile de démontrer la vertu du système Régénérateur et la façon dont il guérit :

Si un loup entre dans une bergerie et tente de dévorer le troupeau ; si l'ennemi pénètre dans la place et se dispose à massacrer ses défenseurs, que ferez-vous ?

Vous chasserez le loup, vous battrez l'ennemi, c'est-à-dire que, pour conjurer le mal, vous en détruirez la cause.

La question est absolument la même : l'œuvre du Régénérateur est simplement de nous délivrer par l'éruption de la cause de nos maux.

Le principe morbide, l'implacable ennemi de notre

existence, résiste plus ou moins, selon qu'il a pris plus ou moins d'extension ; mais il est obligé de disparaître par l'éruption, le Régénérateur l'emporte toujours, de même qu'en vertu des lois naturelles, un corps plus puissant l'emporte sur un corps plus faible.

Nous n'avons certainement pas l'absurde fatuité de prétendre que le Régénérateur rappelle les morts à la vie, mais pourvu qu'il reste dans le corps de l'homme une étincelle de ce feu divin qui l'anime, il la ravive comme le souffle ravive le feu caché sous la cendre.

Telle la sève qui monte au printemps produit des boutons, des fleurs et des fruits, telle la sève de vie qui est en nous augmente sous l'effet du Régénérateur, jusqu'à ce qu'elle ait produit, sur la surface du corps, des boutons qui rendront la santé aux malades et dont ceux-ci n'ont pas à se préoccuper, car, au contraire, au plus ils seront nombreux, au plus il sortira des matières nuisibles au corps et par conséquent au plus le sang se purifiera. Il n'y a qu'un arbre mort qui ne puisse rien produire, il n'y a qu'un cadavre qui ne puisse ressentir les effets de notre système.

Les praticiens ont aujourd'hui recours aux dépuratifs, la pratique leur ayant démontré que pour obtenir la guérison, il fallait détruire la cause du mal, c'est-à-dire épurer le corps et le débarrasser par les voies naturelles. Nous reconnaissons, avec empressement, le bon côté de ce traitement, mais nous ferons remarquer, comme on l'a déjà prouvé d'ailleurs, qu'il faut d'abord un temps considérable pour arriver à une guérison complète, les dépuratifs étant et ne pouvant être que très lents, sous peine d'être dangereux, et, ensuite, qu'ils nécessitent un régime incommode, sévère et très coûteux. Il y a lieu d'ajouter aussi qu'un dépuratif ne peut se prendre, comme chacun le sait, en toute saison, mais seulement au printemps et en automne. Il n'en est pas ainsi de notre procédé : on peut se soigner en tous temps et en tous lieux, en ayant soin seulement de se tenir en hiver le plus chaudement possible pour favoriser l'éruption et éviter les courants d'air.

Les frais et la fatigue sont à peu près nuls : il suffit, pendant le traitement, de s'abstenir de bains, de crudités et de salaisons. Ajoutons encore qu'avec les dépuratifs on ne saurait être sûr d'être radicalement guéri ; par notre traitement, au contraire, tant qu'il reste une goutte de sang impur dans les veines l'éruption se continue, et on reconnaît que l'on est véritablement sain à l'intérieur lorsque l'huile n'opère plus, c'est-à-dire qu'il ne se produit plus de boutons à la surface.

Le Régénérateur qui semble n'avoir pour but que d'épurer le sang par l'éruption, remplit encore les fonctions d'un dépuratif interne. Non-seulement il attire le mal vers les parties externes sur lesquelles il opère, mais encore il charge les urines de manière à hâter la guérison presque aussi énergiquement que l'éruption elle-même.

Il a encore un autre effet, il régénère l'extérieur du corps en faisant disparaître les rugosités de la peau, les excroissances de chair, et même, si on avait recours à lui dès le principe du mal, jusqu'aux ravages de la petite vérole. C'est encore le moyen le plus efficace pour détruire la gangrène.

Si nous appartenions à une Faculté quelconque,

nous aurions trouvé dans ce paragraphe l'occasion
de nous lancer dans une dissertation approfondie,
émaillée de termes techniques tellement savants qu'ils
en deviennent barbares, mais comme nous écrivons
pour toutes les intelligences, nous dirons simplement, pour nous résumer, que le seul effet du Régénérateur est de guérir toutes les différentes espèces
de maladies, et nous avons la conviction de croire
que, pour les malades, c'est bien là le principal.

§ 3. — Manière d'employer le Régénérateur.

Ce qui fait la force de ce système, c'est non-seulement ses effets indiscutables, non-seulement la sim-
plicité de l'appareil, mais encore la facilité avec
laquelle on peut s'en servir.

Pour l'expliquer, nous renverrons encore nos lecteurs à la planche qu'on a vue au paragraphe premier
de ce chapitre.

On dévisse la partie D en tournant à gauche, on
donne à l'appareil l'intensité voulue au moyen du
bouton A, et on frappe sans crainte toutes les parties
où on veut amener l'éruption, jusqu'à ce qu'elles
soient couvertes de piqûres ; on imbibe alors toutes
ces piqûres avec l'huile contenue dans le flacon, au
moyen d'une plume ou d'un petit pinceau, opération
qu'on répète par trois fois, à cinq heures d'intervalle,
et on recouvre le tout d'une feuille de ouate blanche,
faufilée au préalable sur un tricot, un gilet de flanelle, une chemise ou un caleçon, selon qu'il y a
lieu.

Comme règle invariable on ne doit jamais piquer
les plaies, il suffit de passer l'huile vivement dessus
et tout autour comme on le verra plus loin.

Aussitôt que les boutons sont devenus blancs, ce qui arrive trois ou quatre jours après l'opération, il faut les percer, exprimer la matière qu'ils contiennent et essuyer ensuite avec un linge fin.

Lorsque les boutons commencent à sécher, il se produit une forte démangeaison très facile à faire disparaître au moyen de la pommade dont nous donnons la recette au § 8 du chapitre IV.

Tout ceci n'est et ne peut être d'ailleurs qu'une règle générale: on verra au chapitre III la manière d'opérer pour chacune des maladies.

CHAPITRE II

Du sang et des humeurs.

~~~~~~~

Laissons, pour un instant, le Régénérateur et ses effets, et essayons de faire comprendre comment nous viennent les maladies afin de mieux faire apprécier ensuite les divers moyens mis en usage pour les guérir. Il est, pour cela, d'une absolue nécessité de parler un peu du sang et des humeurs dont l'altération, par une infinité de causes, occasionne toutes ou presque toutes nos maladies.

Notre corps est composé d'un grand nombre d'organes qui ont tous des fonctions distinctes dont l'ensemble produit dans le jeune âge l'accroissement et la conservation de notre être et, plus tard, se borne à maintenir notre existence. Tant qu'il y a équilibre dans les fonctions de nos organes, nous nous trouvons bien, nous nous sentons vivre à l'aise, nous sommes dans ce qu'on appelle état de pleine santé ou de santé parfaite ; mais si un organe vient à fonctionner plus ou moins qu'il ne doit, l'équilibre ou l'harmonie est rompue, nous tombons dans un état de malaise ou de maladie.

§ 1. — DU SANG

Le sang, qui n'est que de la chair coulante, sert à réparer l'usure de nos organes et à maintenir la vie ;

il contient tous les principes de notre corps et sert à la réparation de toutes ses parties, tant os que chairs ; il fournit aux organes secréteurs des diverses humeurs tous les matériaux nécessaires à leurs sécrétions ; aux vésicules biliaires, les éléments de la bile; aux reins, les éléments de l'urine ; au placenta, les éléments constitutifs de l'accroissement de l'embryon, car nous regardons le placenta comme un organe glandulaire où le sang de la mère reçoit une élaboration avant de pénétrer dans les organes de l'enfant, élaboration que les organes rudimentaires de l'embryon et du fœtus ne sauraient produire.

Le sang, non-seulement nourrit les organes, mais y maintient la chaleur et la vie en les traversant continuellement par un double courant : sang rouge ou artériel, sang bleuâtre ou veineux ; il les stimule par un fluide intarissable qu'il contient, magnétique ou électrique, stimulation nécessaire et indispensable au maintien de l'existence. En effet, dès qu'on enlève le sang à un animal quelconque, l'animal s'affaiblit à mesure que le sang coule, et à sa complète extinction, il se refroidit et meurt. Si le sang ne faisait que nourrir les organes, la mort n'arriverait pas instantanément au moment où le sang finit de couler : les organes vivraient quelque temps d'eux-mêmes et de la force acquise ; mais le sang étant sorti du corps, il n'y a plus de circulation, par suite, plus de stimulant pour faire fonctionner les organes, plus de vie, la chaleur acquise se dissipe, et la désagrégation des molécules arrivant avec la putréfaction, le corps se réduit en poussière et en gaz.

Le sang, en circulant dans tout le corps par le moyen du cœur qui est une véritable pompe double,

passe dans tous les organes, les nourrit, répare leur
usure et perd alors une partie de ses éléments constitutifs. Pour se reconstituer dans son état normal et
vivifiant, il revient, par des tuyaux appelés veines,
dans une poche qu'on nomme l'oreille droite du cœur.
De là, il entre dans une autre cavité, espèce de corps
de pompe, appelée ventricule droit, d'où il est chassé
dans les poumons, où, par la respiration, il se met
en contact avec l'air dont il absorbe l'oxigène ou gaz
de vie, et acquiert de nouveau la couleur rouge ainsi
que la qualité vivifiante qu'il avait perdue. Il revient
alors de nouveau dans le cœur où il pénètre par une
autre poche, appelée oreillette gauche, dans une
autre cavité, corps de pompe semblable au premier
dont nous avons parlé, et en est chassé avec violence
par le jeu de cette pompe dans deux tuyaux, dont
l'un va vers la tête et les membres supérieurs et se
nomme aorte montante ou ascendante, et l'autre qui
va vers le ventre et les membres inférieurs se nomme
aorte descendante.

Par ce mouvement continuel, par la nutrition et la
réparation des organes, le sang s'épuisant progressi-
vement en qualité et en quantité, il était nécessaire
qu'il eut une source ou foyer d'entretien matériel
autre que les poumons. Le Créateur y a pourvu par
l'estomac et ses annexes ou appareil digestif, qui sert
de laboratoire pour préparer les aliments devant
produire journellement des quantités de sang nouveau destinées à remplacer celles absorbées par la
nutrition et réparation des organes. Pour cela, l'animal ingère dans son estomac, suivant sa force et ses
besoins de réparation, des quantités plus ou moins
considérables de matières animales, végétales et mi-

nérales, en parties solides et en parties liquides, qu'on appelle aliments, et qui sont converties par le travail de l'estomac et de son suc, appelé suc gastrique, en une masse pulpeuse, laquelle subit une nouvelle élaboration dans la partie des intestins qui suit l'estomac, par le moyen de deux autres sucs, l'un : ppelé bile, secrété par les vésicules biliaires, et l'autre appelé suc pancréatique, secrété par un autre organe glandulaire nommé pancréas. La pâte pulpeuse passe ensuite dans le reste du petit intestin ou des petits tuyaux microscopiques appelés vaisseaux chylifères, lesquels absorbent le chyle ou suc des aliments qui doit former le sang nouveau. La masse pulpeuse, ainsi dépouillée de sa partie nutritive, passe ensuite dans le grand intestin appelé côlon qu'elle suit jusqu'à ce qu'elle sorte du corps, sous le nom d'excréments, par une issue externe appelée anus, qui termine le tube digestif comme la bouche le commence.

Cette description, quoiqu'incomplète, suffit pour donner aux personnes étrangères à l'art de guérir une idée exacte de la manière dont la masse du sang se renouvelle en quantité suffisante pour entretenir la vie dans les animaux.

Le sang étant obligé de fournir continuellement à nos organes les matériaux qu'ils perdent par l'usure éprouvée dans le jeu incessant de leurs fonctions, il faut qu'il trouve à son tour, parmi les aliments ingérés dans l'estomac, des matières semblables à celles qu'il dépose dans les organes, et cela en quantité au moins égales : sans quoi il s'appauvrit, par suite l'animal s'affaiblit et finit par mourir de consomption si la nourriture ou les aliments qu'il ingère

sont insuffisants pour donner au sang les matériaux
de réparation dont il a besoin.

Quelquefois les aliments ingérés seraient suffisants
pour maintenir le sang en équilibre de force et de
quantité pour les fonctions des organes, mais l'estomac ou une autre partie du tube digestif ne fonctionne
pas normalement : alors, les aliments ne sont pas ou
sont mal digérés et le chyle qu'ils contiennent n'en
est pas séparé pour être porté dans la masse sanguine,
comme cela a lieu dans l'état ordinaire, mais est
expulsé du corps avec les excréments.

Les aliments pris en trop grande quantité fatiguent
l'estomac qui les digère mal et, par cela même, produit
du mauvais chyle.

Quelquefois l'estomac et tout l'appareil digestif
fonctionnent bien, mais le chyle produit par la digestion est mauvais ou en quantité insuffisante parce que
les aliments ingérés sont avariés ou pauvres en
principes nutritifs. Ceci amène peu à peu l'appauvrissement et la corruption du sang et devient la
source d'une infinité de maladies.

Toutes les parties du corps s'usent par l'exercice
continuel de leurs fonctions. Les parties usées sont
remplacées par de nouvelles tirées du sang et sont
expulsées au dehors soit par les intestins avec les
excréments, soit par la vessie avec l'urine, soit par la
peau avec la transpiration, soit par les bronches ou
les muqueuses du nez au moyen des catarrhes bron-
chiques ou nasaux.

Toutes les parties des aliments non assimilables à
notre substance propre sont éliminées soit avec les
urines, soit avec les excréments, soit par la transpiration. Les parties odorantes tout-à-fait étrangères à

la composition de notre corps sont presque toutes éliminées par les urines ; en sentant l'urine au moment de son émission une personne exercée pourrait reconnaitre la nature des aliments ingérés.

Le sang s'altère très facilement. Le sang répandu change rapidement d'aspect, se décompose et se putréfie en peu de temps. Aussi toutes les fois que la circulation du sang est entravée dans une partie du corps, cette altération spontanée du sang se produit rapidement. Le sang, comme l'eau, ne peut rester pur qu'en circulant continuellement : celui qui ne circule qu'avec peine se gâte et, en se mélangeant à la masse sanguine, lui communique un principe de corruption qui diminue sa vitalité.

Si une partie du résidu vital dont le sang doit être dépouillé par la transpiration, ne pouvant sortir de la peau, est retenue dans la masse du sang, elle la salit par sa présence et celui-ci perd de plus en plus de sa pureté.

Si des causes analogues produisent le même effet sur le foie, sur les bronches, sur le tube intestinal, elles s'opposent à la sortie par ces diverses voies du résidu vital qui devrait être éliminé, et constituent différentes sources d'altération du sang et, par suite, des maladies.

Nous avons démontré plus haut qu'une alimentation insuffisante ou insalubre était une cause très puissante d'altération et d'appauvrissement du sang : sous son influence le sang ne peut fournir que de mauvais matériaux pour la réparation des organes qui perdent peu à peu leurs qualités. On voit, d'ailleurs, tous les jours, des individus avec des apparences de santé et d'embonpoint, manquer totalement de forces.

Les excès de quelque genre qu'ils soient, sont de fortes causes de corruption du sang ; un grand nombre de substances nuisibles pénètrent dans l'estomac mêlées avec des aliments ou des boissons falsifiées ; d'autres substances nuisibles pénètrent directement dans le sang par les pores de la peau ou la respiration et l'altèrent au point d'amener promptement la mort ; tels sont les miasmes qui produisent la peste, le choléra et les fièvres paludéennes ; tels sont aussi les empoisonnements lents produits sur les ouvriers dans les établissements industriels rendus insalubres par les gaz ou poussières délétères qui s'y dégagent.

Les habitations humides, privées de lumière solaire, trop basses ou trop étroites, les vêtements insuffisants et sales sont aussi des causes puissantes d'altération et d'appauvrissement du sang. Les veilles et les travaux trop forts ou trop prolongés produisent les mêmes effets.

§ 2. — DES HUMEURS.

Il convient ici d'éviter la confusion qui pourrait s'établir dans les esprits par suite de la double signification du mot humeur en physiologie. On distingue les humeurs naturelles qui ne sont autres que les liquides existant à l'état normal dans les organes du corps en pleine santé, et les humeurs mauvaises ou morbides qui ne sont autres que les humeurs naturelles dégénérées par l'appauvrissement ou la corruption du sang qui a servi aux organes sécréteurs pour les élaborer. Lorsque nous emploierons le mot humeur ce sera toujours dans le dernier sens, c'est-à-dire dans celui de substance nuisible.

Les humeurs ne se trouvent point dans le sang à l'état où nous les voyons sortir du corps, elles y sont très difficiles à reconnaître et ce n'est que par leurs effets qu'on peut constater leur présence. On ne peut les distinguer que lorsqu'elles sont complètement séparées du sang. Ainsi chez les hydropiques, elles ont l'aspect de l'eau, salée par quelque sel qui s'y trouve dissous ; dans les tumeurs, tantôt elles sont jaunâtres ou verdâtres, tantôt elles ressemblent à une gelée de fruit, tantôt à la graisse. Lorsqu'elles ne sortent pas du corps par des voies naturelles, elles ont des aspects très variés : le pus d'un abcès ne ressemble pas à la sanie infecte qui coule d'un ulcère cancéreux.

La mauvaise bile est l'humeur la plus connue : sa couleur jaune ou verte et sa saveur amère la font facilement reconnaître. Elle se produit quelquefois avec tant d'abondance qu'on en rend par le haut et par le bas de très grandes quantités, surtout dans les pays chauds. Il est indispensable de la chasser du corps parce qu'elle y remplit le rôle de véritable poison.

Nous pourrions parler de beaucoup d'autres humeurs ; mais comme toutes sont nuisibles au maintien de la santé et qu'il est d'une absolue nécessité de s'en débarrasser, nous nous bornerons à dire que notre système parvient toujours à les expulser du corps, quelle que soit leur nature.

CHAPITRE III

Manière d'employer le Régénérateur pour chaque maladie.

~~~~~~

§ 1. — MALADIES DES YEUX.

Quelle que soit la nature de ces maladies, il faut piquer le dos depuis la nuque jusqu'au bas des reins, y compris le dessous et le derrière des oreilles, passer ensuite une couche d'huile sur les parties piquées, cinq ou six heures après en passer une autre ; renouveler la même opération tous les cinq ou six jours jusqu'à parfaite guérison, en appliquant de nouveau l'instrument sur les parties ou l'huile n'aurait pas opéré d'éruption.

Deux ou trois opérations suffisent ordinairement pour les maladies récentes.

Il n'est pas nécessaire de piquer les enfants au-dessous de dix ans, il suffit de passer l'huile sur les parties que nous venons d'indiquer.

De nombreuses observations nous ont amené à attribuer la cause de la plupart des maladies des yeux à des humeurs scrofuleuses, dartreuses, rhumatismales ou autres, qui s'y localisent; par suite, affaiblissement graduel de la vue, formation de taches, quelquefois de cataracte, etc., et enfin de cécité. Pourvu que la maladie ne date pas de longtemps, les progrès de la cataracte sont toujours arrêtés par

notre système. De nombreuses cures opérées nous
autorisent à prétendre que notre traitement est supérieur à tous ceux employés jusqu'à ce jour par la
médecine.

§ 2. — SURDITÉ. MAUX D'OREILLES.

Si le mal est ancien, il convient de piquer depuis le
derrière des oreilles jusqu'au bas des reins, passer
ensuite de notre huile sur les parties piquées deux
fois, à cinq ou six heures d'intervalle. Au bout de
huit jours, il faut mettre dans l'oreille malade un
tampon de coton imbibé de la même huile.

Si le mal est récent, il suffit ordinairement d'une
simple application d'huile soir, et matin, dans le
conduit auditif qu'on bouche avec du coton ; il ne
faut pas trop imbiber le coton de peur que l'huile ne
coule trop avant dans l'oreille.

Pendant toute la durée du traitement, il faut tenir
les oreilles couvertes chaudement et avoir soin de
les nettoyer avec un cure-oreilles, matin et soir ; car
deux ou trois jours après l'application de l'huile, il
sort une telle quantité de matières qu'afin d'en faciliter l'écoulement, il est nécessaire d'enlever le tampon pendant la nuit. On pourrait, au besoin, mettre
un linge ou un morceau de ouate sur l'oreiller pour
recevoir les sécrétions.

L'application de l'huile entraîne quelquefois des
douleurs qu'il faut supporter avec courage, car la
guérison ne tarde pas à arriver.

§ 3. — MAUX DE TÊTE. MIGRAINE. NÉVRALGIE.

Piquer le dos et les côtés, imbiber d'huile pendant
trois fois, de six heures en six heures, les parties

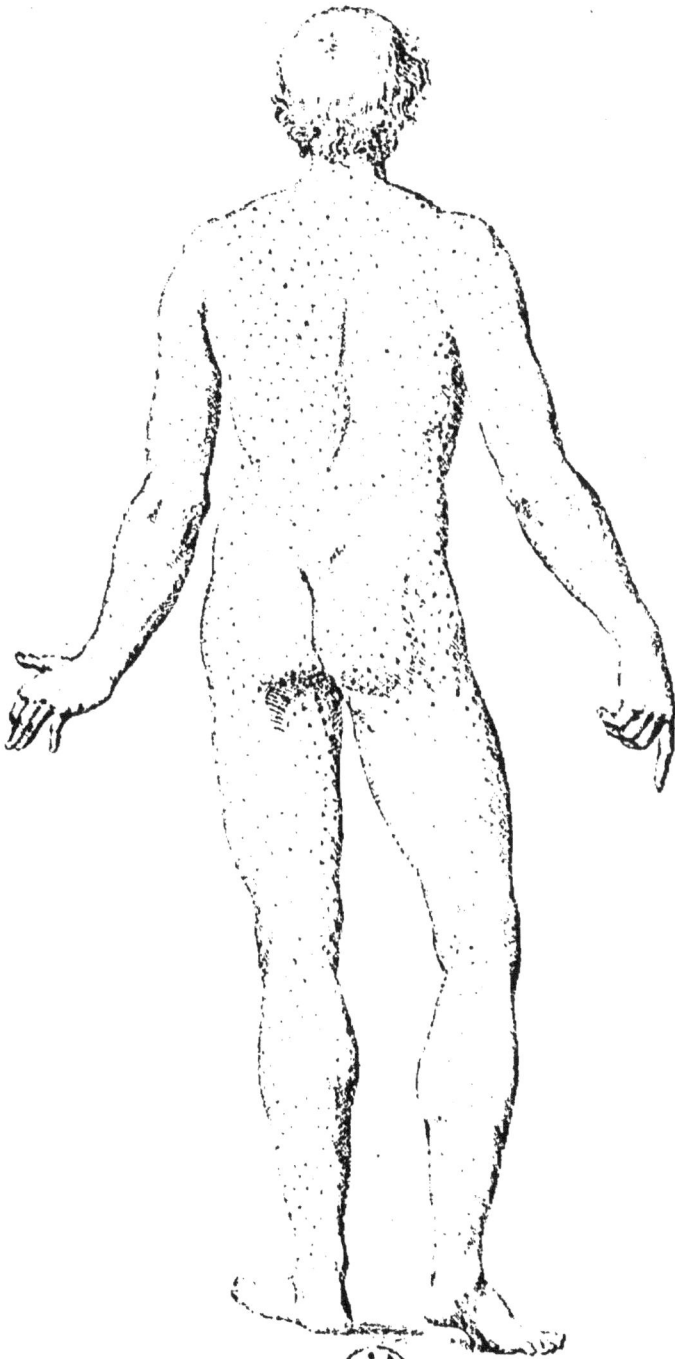

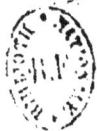

Par V.....................

piquées; recommencer l'opération cinq ou six jours
après en piquant de nouveau les endroits où l'éruption ne se serait pas produite.

§ 4. — Transport au cerveau. Fièvre cérébrale. Folie.

Piquer tous le corps jusques et y compris la
plante des pieds, en ayant soin aux côtés des mollets
d'éviter le tendon d'Achille et aux pieds de piquer
légèrement le dessus et fortement le dessous; passer
ensuite trois couches d'huile successives de trois
heures en trois heures. Renouveler l'opération cinq
ou six jours après en piquant de nouveau les endroits
où l'éruption ne se serait pas produite. L'application
d'huile doit avoir lieu tous les jours pour la plante
des pieds. Au début de la folie, on a toute chance de
la guérir par ce traitement.

§ 5. — Maladies de la gorge et du larynx.

Piquer le cou et la poitrine jusqu'au nombril, passer l'huile trois fois de cinq en cinq heures; boire des
tisanes adoucissantes et gommées, ne manger et ne
rien boire d'irritant. Cinq ou six jours après, si la
guérison n'est pas complète, prendre un léger purgatif (30 gr. d'huile de ricin) et renouveler l'opération.

§ 6. — Rhume. Bronchite.

Piquer toute la poitrine et la partie malade; appliquer deux ou trois couches d'huile de six heures en
six heures, renouveler cette application cinq ou six
jours après; prendre dix ou douze cuillerées par jour
de notre sirop et des tisanes émollientes édulcorées

avec du miel. Si la toux persiste, piquer le dos et le côté gauche, passer l'huile sur ces parties deux fois en huit ou dix heures, répéter la même opération cinq ou six jours après et prendre une tisane composée d'herbes, de mauve ou guimauve, graines de lin, orge, racine de réglisse et une pincée de fleurs de tusselage.

COQUELUCHE.

Jusqu'à présent la science n'a encore pu découvrir un remède radical contre cette maladie très douloureuse pour les enfants à cause des vomissements et de la toux. Nous nous bornerons à prescrire des tisanes adoucissantes comme celle de fleurs de tusselage, de racine de réglisse, guimauve, graines de lin et orge, et de temps en temps prendre une purge très légère, la manne, par exemple, dans la tisane, et boire de notre sirop par cuillerée. Passer ensuite sur la poitrine et le côté gauche une huile composée moitié de la nôtre et moitié de celle d'olive. — On peut faire une addition de miel à la tisane que nous venons d'indiquer.

§ 7. — FLUXION DE POITRINE. PNEUMONIE.

La fluxion de poitrine toujours très dangereuse est la conséquence d'un refroidissement et souvent d'un brusque changement de température.

Pour cette maladie surtout, nous sommes à même de prouver l'excellence de notre système, car par les moyens ordinaires de la médecine, la guérison n'est pas toujours certaine, tandis que l'expérience nous permet d'assurer la guérison par notre Régénérateur.

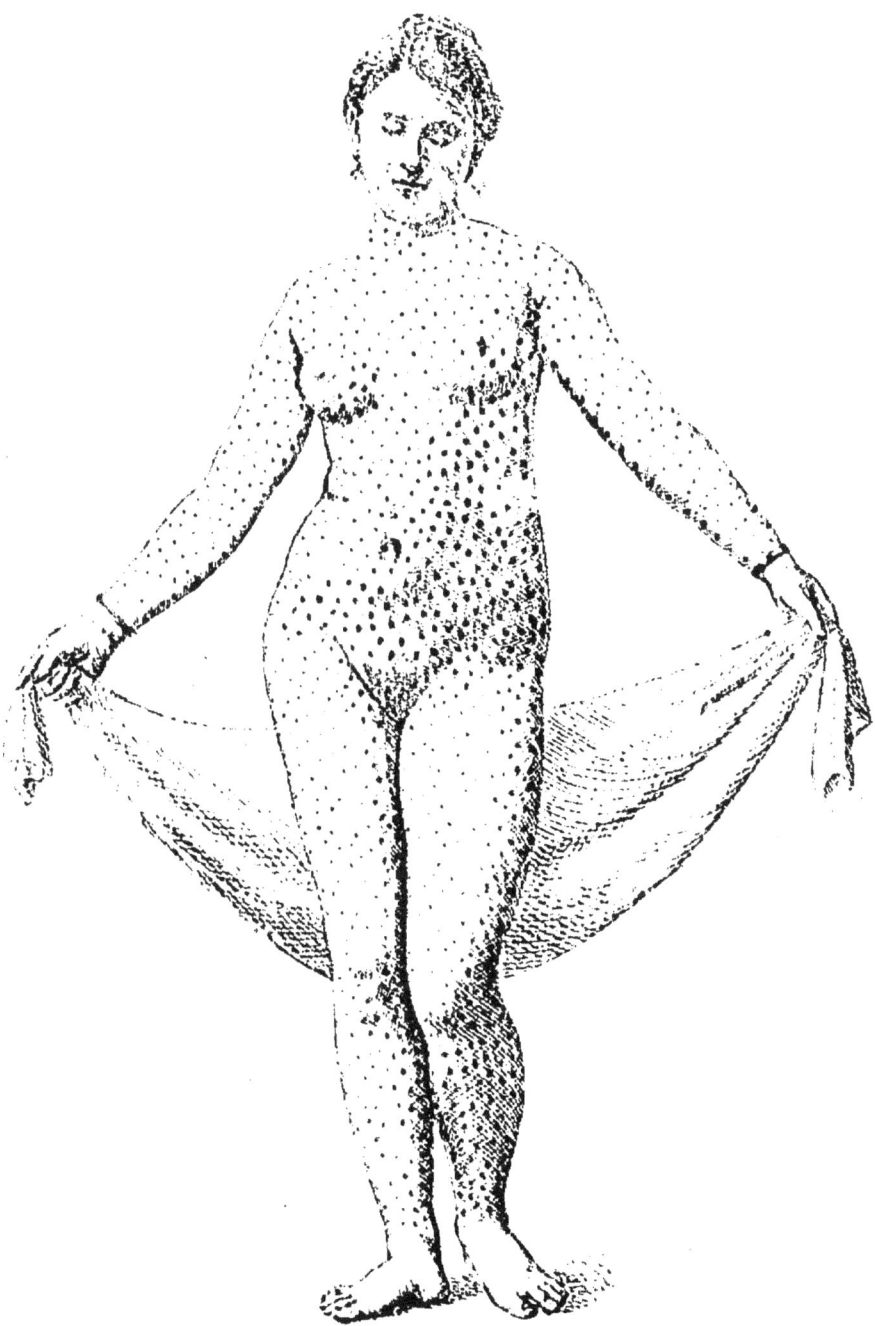

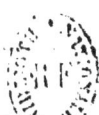

Voici comment il faut procéder en pareil cas :

Piquer la poitrine jusqu'au nombril ainsi que les côtés et le dos, passer sur ces parties une bonne couche d'huile, la renouveler trois ou quatre heures après pendant trois fois, boire une tisane expectorante gommée et sudorifique très chaude de fleurs de tussclage, guimauve et miel. Répéter la même opération le lendemain si l'état du malade ne s'est pas amélioré, surtout garder la diète pendant trois ou quatre jours. Lorsque le malade va mieux lui donner du bouillon.

Pour les enfants très jeunes il est inutile de piquer et on doit employer simplement notre huile.

§ 8. — POINTS DE CÔTÉ. PLEURÉSIE.

Piquer le côté de la poitrine malade devant et derrière et surtout autour du point douloureux, passer trois couches d'huile à trois ou quatre heures d'intervalle, prendre la tisane suivante : 5 grammes mauve, 4 gr. fleur de tussclage, 3 gr. tilleul, 6 gr. racine de réglisse, 2 pincées d'orge, 3 gr. de graines de lin et prendre notre sirop par cuillerée ou avec la tisane. Tels sont les meilleurs moyens à employer et surtout ne prendre aucun autre remède qui, mêlé à notre traitement, serait funeste pour le malade.

§ 9. — MALADIES DU FOIE. MALADIES DU CŒUR.
ENGORGEMENT DES POUMONS.

Piquer tout le buste fortement. Faire ensuite trois frictions d'huile de six heures en six heures, boire la même tisane que nous avons ordonnée pour les fluxions de poitrine, et prendre un léger purgatif quatre ou cinq jours après.

§ 10. — ASTHME.

Piquer le cou, toute la poitrine jusqu'au nombril. y compris les deux côtés, et passer sur le tout une bonne couche d'huile que l'on doit renouveler trois fois de six heures en six heures. Si le malade est fort, on doit aussi piquer et passer de l'huile sur le dos. — Prendre la tisane ordonnée pour les fluxions de poitrine et dix ou douze cuillerées par jour de notre sirop.

§ 11. — HYDROPISIE.

Piquer le corps et les jambes, trois frictions d'huile à six heures d'intervalle ; répéter la même opération tous les six jours.

Prendre un purgatif la veille de la première opération.

Tisane composée d'une pincée de gratiole, d'herbe d'alisson, de gentiane ou de racines de patience, d'orge, de graines de lin, de racine de réglisse et de guimauve.

§ 12. — DYSSENTERIE.

Boire un ou deux litres par jour de tisane de graines de lin, d'orge et de mauve ou guimauve ; prendre l'un après l'autre, cinq ou six lavements de graines de lin et tâcher d'en garder un. Après l'avoir rendu, se reposer une heure, puis, prendre un lavement de même espèce bien épais, et, si on ne peut le retenir, en prendre immédiatement la moitié d'un autre. Cette médication doit être répétée, matin et soir, pendant trois ou quatre jours. C'est alors le moment de piquer le dos et le bas-ventre, surtout le côté gauche, et d'y passer deux bonnes couches d'huile à cinq ou six heures d'intervalle. Si, huit jours après cette opération, la maladie persiste encore, prendre à deux reprises un quart de bon vinaigre vieux et exprimer du jus de citron dans la boisson ordinaire. La dyssenterie la plus forte cède par ce traitement.

Si la maladie était récente, il suffirait de prendre, suivant la constitution de la personne, un quart ou un tiers de verre de vinaigre et boire de la limonade pendant cinq ou six jours. Avec du vinaigre seul nous avons souvent coupé la dyssenterie à son début, et alors même qu'elle était déjà ancienne.

§ 13. — RÉTENTION ET INCONTINENCE D'URINE. DOULEURS DE REINS.

Piquer le dos et les côtés, imprégner ces parties du corps de deux couches d'huile à un intervalle de cinq ou six heures, et d'une troisième le lendemain. Pour les enfants, il n'est pas nécessaire de piquer, il suffit de passer deux couches d'huile. Boire une tisane émolliente composée d'herbe d'alisson, de marrube blanc, de mauve ou guimauve, d'une pincée de graines de lin et de racine de réglisse. Lorsque les boutons sont secs et que la démangeaison a cessé, appliquer sur les reins une compresse d'étoupes imbibée d'eau-de-vie à 35°, mélangée avec du blanc d'œuf frais, le tout bien battu. La compresse d'étoupes doit être humectée deux ou trois fois par jour avec de l'eau-de-vie, et si, au bout de cinq ou six jours le mal n'a pas disparu, il faut renouveler cette compresse.

2

On guérit, de la même façon, les douleurs et la faiblesse des reins qui, chez les enfants, occasionnent l'incontinence d'urine pendant la nuit. A cet égard, beaucoup de parents feraient bien mieux de soigner leurs enfants que de les châtier lorsqu'il leur est arrivé de ces accidents. Nous ferons aussi observer, à ce sujet, qu'il est bon de tenir les reins des enfants serrés dans une ceinture un peu large ; cela les rend plus forts et les préserve de relâchements, he.-nies, etc.

RÉTENTION FORCÉE D'URINE

Aux personnes qui urinent difficilement, nous recommandons la tisane composée de la manière suivante :

Herbe d'alisson, 4 grammes ; marrube blanc, 3 grammes ; guimauve, 5 grammes ; graines de lin, 3 grammes ; réglisse en bois, 5 grammes. Total : 20 grammes.

Faire bouillir le tout dans un litre et demi d'eau jusqu'à diminution d'un tiers.

En boire un litre ou deux litres par jour.

Au bout de deux jours de traitement, le malade sera soulagé.

§ 14. — HÉMORROÏDES.

Piquer le dos et les côtés, passer trois couches d'huile à six heures d'intervalle, boire des tisanes adoucissantes, prendre un léger purgatif (30 grammes d'huile de ricin), des bains de siége, ou s'asseoir nu sur un vase contenant une décoction très chaude de seigle : la vapeur ramollit les hémorroïdes, les fait dégorger ou saigner ; on frictionne ensuite pendant quelques jours avec notre pommade douce. Prendre des lavements de graines de lin ou de mauve.

§ 15. — FISSURES ET FISTULES.

Ces maladies dépendent de causes diverses ; mais, sans entrer dans des détails inutiles, nous nous bornerons ici à indiquer la manière de les guérir.

Piquer tout le corps, passer trois couches d'huile de six en six heures ; huit à dix jours après, lorsque les boutons sèchent, on pique tout autour des fistules et on passe de l'huile sur les piqûres. On panse la plaie avec notre pommade de la même façon que les plaies ordinaires. On doit étendre ensuite quelques gouttes d'huile sur notre pommade.

Pendant le traitement, se purger avec de la gratiole et boire de la tisane dépurative. (V. chap. 4, § 9).

Continuer jusqu'à parfaite guérison.

§ 16. — DOULEURS RHUMATISMALES.

Si les douleurs sont anciennes, piquer tout le buste, devant et derrière, jusqu'au bas des reins, passer de notre huile trois fois à six heures d'intervalles sur toutes les parties piquées.

Si les douleurs sont récentes, piquer les parties malades et passer l'huile comme ci-dessus.

Si les douleurs persistent, huit jours après, continuer à passer trois couches d'huile sur toutes les parties douloureuses, et prendre une tisane composée de la façon suivante :

1° 5 grammes gentiane ; 2° 5 grammes herbe d'alisson ; 3° 4 grammes calamendier ; 4° 3 grammes marrube blanc ; 5° 4 grammes gratiole ; 6° 15 grammes racine de réglisse ; 7º un peu de mauve ou guimauve ; 8º une pincée de graines lin et une d'orge ; 9º quelques figues sèches ou dattes pour rendre la saveur plus agréable.

Si, par son effet purgatif, la gratiole fatigue le malade, on pourrait la supprimer pour quelques jours.

Mettre ensuite le tout dans trois litres d'eau et par l'ébullition, le réduire aux deux tiers, et en boire le plus possible.

§ 17. — PARALYSIE.

Le traitement de la paralysie diffère peu de celui qui est employé pour les douleurs rhumatismales. Si la paralysie est complète, piquer le buste, les parties atteintes et passer ensuite à trois ou quatre heures d'intervalle trois couches de notre huile.

Si la paralysie est partielle, piquer le côté gauche et les parties malades.

Si la paralysie a atteint la tête, que la langue soit prise, la bouche fermée, les yeux hagards, il faut piquer fortement et imprégner d'huile le buste entier, les côtés des jambes et la plante des pieds. Piquer légèrement le dessus des pieds.

Même tisane que pour les douleurs rhumatismales.

§ 18. — COUPS DE SANG

Piquer le dos, le côté gauche et les pieds fortement en dessous, légèrement en dessus, passer immédiatement une couche d'huile, quatre heures après en passer une seconde et une troisième le lendemain. Mettre sur les parties malades des compresses d'eau fraîche vinaigrée.

§ 19. — Erysipèle

Piquer tout le côté gauche, depuis le cou jusqu'à la ceinture et y passer trois couches d'huile successives de six en six heures. Mettre sur la partie malade des compresses de lait bouilli avec des figues sèches, ou, à défaut de figues, des fleurs de sureau.

§ 20. — La Goutte

Cette maladie est restée un mystère pour la médecine. C'est de l'expérience que nous avons déduit la manière de la combattre ou du moins d'en diminuer les effets.

L'auteur de cet ouvrage a enduré pendant trois mois des douleurs atroces ; les remèdes ordinaires aggravaient le mal au lieu de le guérir. Il se rendit à l'hôpital, où il étudia la maladie sur le pied goutteux d'un cadavre. Il reconnut que la goutte provient des agglomérations de sang. Elle atteint surtout les personnes à tempérament sanguin et résulte généralement des excès d'une nourriture trop confortable et principalement du manque d'exercice. Le sang s'épaissit, surtout dans les articulations et ne peut plus circuler dans les petits vaisseaux; cette stagnation produit des douleurs très aiguës.

Pour éviter de fréquentes attaques et diminuer le nombre des accès, piquer et imbiber d'huile tout le corps, au moins une fois au printemps et une fois en automne ; se purger avec la gratiole et prendre des tisanes dépuratives. Prendre des bains chauds de graines ou de farine de lin, soit aux mains, soit aux pieds, selon que les douleurs sont à l'une ou à l'autre

de ces parties du corps, frictionner la partie douloureuse pendant cinq minutes dans le bain, et mettre
des cataplasmes de farine de lin préparés avec la
tisane de fleurs de sureau. Les arroser avec une
bonne huile, celle d'olive de préférence. On peut remplacer très avantageusement les cataplasmes par notre
pommade douce.

Quand les accès arrivent, piquer tout le dos et le
côté gauche, passer sur les piqûres une couche
d'huile que l'on renouvelle trois fois de deux heures
en deux heures et appliquer les cataplasmes dont nous
venons de parler ou notre pommade sur les parties
douloureuses.

Pendant le traitement, garder un repos absolu,
faire beaucoup d'exercice après guérison et boire une
tisane, composée de la manière suivante :

5 grammes de racine de patience ; 5 grammes gratiole; 8 grammes herbe d'alisson; 10 grammes calamendrée ou petit sel ; 8 grammes graines de lin ;
5 grammes orge ; 12 grammes mauve ou racine de
guimauve ; 15 grammes racine de réglisse.

Mettre le tout dans 3 litres d'eau et les réduire aux
deux tiers par l'ébullition.

Boire de cette tisane au moins un litre par jour.

Si le malade était trop fatigué par cette tisane, se
reposer deux ou trois jours, puis la reprendre en
laissant dans la composition des quantités égales de
graines de lin, de mauve et de réglisse, mais en
diminuant de moitié les autres substances et en
supprimant la gratiole.

Si les douleurs sont périodiques, quinze jours ou un
mois avant l'époque où elles se font sentir, on les

combat d'abord par la purgation (3 à 4 grammes de gratiole), ensuite par l'emploi du Régénérateur.

Si l'on arrive à guérir complètement le malade atteint de la goutte, ce sera à l'aide de notre Régénérateur et des tisanes dépuratives qui ne sont composées que des plantes.

Éviter l'usage des liqueurs ainsi que celui du vin pur, sans qu'il soit nécessaire de s'en priver ; le vin coupé d'eau étant la meilleure boisson au point de vue sanitaire.

NOUVEAU TRAITEMENT CONTRE LA GOUTTE.

Pour arriver à atténuer les effets de cette maladie si cruelle et si répandue, nous prescrirons l'emploi d'une poudre composée de la manière suivante:

1 kilo de gratiole ; 0,250 grammes salsepareille ; 0,250 grammes gentiane; 0,250 grammes racine de patience ; 0,250 grammes marrube blanc.

Toutes ces plantes devront être pilées dans un mortier, réduites en poudre très fine, passées ensuite dans un tamis à tambour très fin et bien mélangées entre elles. La manière d'avaler ce médicament diffère : on peut l'absorber soit dans une hostie, soit dans une mie de pain. Il serait préférable cependant de se servir de capsules de gélatine que l'on peut se procurer chez les pharmaciens, ou, à défaut, chez l'inventeur, M. Le Perdriel, pharmacien, rue Sainte-Croix-de-la-Bretonnerie, à Paris. Ces capsules sont d'autant plus précieuses qu'elles permettent aux malades d'absorber les médicaments les plus répugnants, et nous devons avouer que notre poudre ayant une saveur désagréable, le meilleur moyen pour la faire passer c'est de faire usage des capsules.

Nous recommandons vivement aux personnes atteintes de la goutte d'employer ce remède simple, peu coûteux et très-efficace, car ces plantes mélangées produisent un excellent dépuratif pour le sang et un purgatif salutaire. L'auteur peut en parler en toute connaissance de cause, car il est goutteux et a fait une expérience personnelle du remède qu'il indique. Grâce à cette poudre dont il se sert depuis deux ans, il n'a éprouvé que quelques légers accès qui ne l'ont nullement empêché de vaquer à ses affaires, tandis qu'auparavant il restait chaque année un mois ou deux cloué sur son lit de douleur ou contraint de marcher ave des béquilles. De plus, il a fait suivre le même traitement à un membre de sa famille alité depuis longtemps, et il a eu la satisfaction de voir disparaître, au bout de cinq ou six jours, les accès de goutte et le malade reprendre son travail.

Les capsules doivent être prises au moment des accès au nombre de trois par jour et à jeun. Dans les autres cas et lorsqu'il s'agit de prévenir le mal, deux capsules suffiront. Le mode le plus simple pour les avaler est d'introduire dans la bouche une gorgée d'eau et ensuite la capsule. Ce médicament peut également être employé par les personnes qui tiennent à conserver leur santé comme purgatif et dépuratif du sang ; il remplace très-avantageusement les tisanes dépuratives qui sont désagréables à boire, et n'interrompt nullement, pour ceux qui le prennent, le cours de leurs travaux ou de leurs occupations.

Nota. — Les personnes qui ne voudraient pas prendre la peine de fabriquer cette poudre, la trouveront toute prête ou en capsules, appelées capsules de santé, à la Pharmacie qui a le dépôt de notre huile et de nos appareils.

§ 21. — Fièvre Typhoïde

Piquer tout le buste, la plante des pieds fortement, piquer légèrement le dessus, passer sur ces parties deux bonnes couches d'huile à trois ou quatre heures d'intervalle et une troisième le lendemain. Prendre une tisane composée de la façon suivante, ou employer nos capsules de santé :

5 grammes herbe d'alisson maritime ; une pincée de mauve ou guimauve, de graines de lin, de racine de réglisse. Le tout dans un litre d'eau.

Les deux premiers jours il faut ajouter 3 grammes de gratiole.

§ 22. — Fièvres Paludéennes

Quelle que soit la nature de ces fièvres, piquer les reins et le ventre et y passer pendant trois jours une forte couche d'huile. Dix ou douze jours après, prendre pendant trois jours des lavements émollients, le quatrième jour boire une décoction de quatre à cinq grammes de gratiole, suivant la constitution du malade, bouillie dans un verre et demi d'eau jusqu'à réduction de moitié ; trois heures après prendre dix ou douze verres d'eau tiède afin de provoquer des vomissements. Le lendemain boire une décoction de trois grammes de gratiole dans un verre et demi d'eau que l'on fait bouillir jusqu'à réduction de moitié ; ce jour-là ne pas employer de vomitif. Après un jour de repos, prendre une décoction de trois grammes de gratiole ; boire ensuite de la limonade pendant cinq ou six jours. Les fièvres peuvent être guéries, à l'aide de la gratiole, sans que le corps soit piqué.

Toutes les fièvres intermittentes qui avaient résisté à la quinine ont été vaincues par notre traitement. Si la fièvre est récente, il est inutile d'employer le Régénérateur, la seconde partie du traitement suffit. Un conseil à donner ici : c'est de ne pas manger des fruits cueillis le matin à la rosée, surtout près des endroits marécageux. Ce conseil nous est dicté par l'expérience, car, nous-même, ayant mangé quelques fraises à la rosée, nous sentîmes, quelques heures après, une fièvre violente qui dura plus de six mois et dont nous ne fûmes guéri que par la gratiole après avoir épuisé toutes sortes de remèdes.

La plupart des fièvres que nous venons de citer sont causées par les émanations des eaux stagnantes et c'est pour cette cause que nous recommandons d'employer notre traitement surtout aux habitants des pays marécageux tels que la Crau d'Arles ou la Camargue.

En tout cas, notre remède serait le meilleur agent contre tout attaque et nous le recommandons surtout pour ces maladies.

§ 23. — GRAVELLE.

Piquer fortement le dos et le côté gauche, y passer trois bonnes couches d'huile de quatre heures en quatre heures.

Cinq ou six jours après, opérer de la même manière, en piquant et huilant en plus le ventre entier. On parvient ainsi à détacher et briser les calculs qui sont alors entraînés par les urines. On pourrait se dispenser de piquer le ventre.

Boire la tisane suivante :

3 litres d'eau ; 6 grammes herbe d'alisson ; 4 grammes marrube blanc ; 3 grammes gratiole ; 6 grammes
mauve ou guimauve ; 5 grammes graine de lin,
15 grammes racine de réglisse.

Faire bouillir le tout jusqu'à réduction de la moitié.

§ 24. — Catarrhe de vessie.

Piquer tout le dos et au bout de huit à dix jours le
ventre et le bas-ventre, y faire trois applications de
notre huile à six heures d'intervalle, ensuite renouveler ce traitement tous les dix jours pendant un
mois environ.

Prendre la tisane suivante :

2 grammes de gratiole ; 10 grammes de mauve ou
racine de guimauve ; 8 grammes de graines de lin ;
4 grammes de chiendent ; 5 grammes d'orge ; 15 grammes de racine de réglisse ; 3 grammes de marrube
blanc ; 3 litres d'eau.

Faire bouillir le tout jusqu'à réduction d'un litre,
et en boire au moins un litre pendant plusieurs jours
de suite.

Ici, comme pour la goutte, nous offrons à nos
lecteurs le remède que nous avons reconnu le plus
efficace, mais sans pouvoir promettre d'une façon
absolue, la guérison radicale.

§ 25. — Scorbut.

Piquer le dos, la poitrine, les côtés et la gorge,
passer trois fortes couches d'huile à un intervalle de
cinq ou six heures, et prendre la tisane suivante :

3 grammes de gratiole ; 6 grammes d'orge ; 6 gram-

mes graine de lin ; 10 grammes de mauve ou guimauve ; 5 grammes de racine de patience ; 5 grammes de calamendrée ; 15 grammes de réglisse ; 3 litres d'eau.

Réduction à deux litres, par l'ébullition.

Se gargariser deux ou trois fois par jour avec de l'eau fortement vinaigrée (deux cuillerées de vinaigre par verre).

§ 26. — ENGELURES.

Passer l'huile sur la partie malade, dessus et autour, la recouvrir avec de la ouate blanche, mettre des gants si ce sont les mains et des bas de laine si ce sont les pieds. Faire ce pansement en se couchant ; un ou deux suffisent. — La démangeaison produite disparait au bout de dix minutes. — Il ne faut pas attendre pour se soigner que les engelures aient produit des crevasses.

§ 27. — PANARIS.

Si le mal est récent, piquer fortement ou légèrement suivant la rugosité de la peau, imbiber d'huile trois fois par jour un peu de coton ou un linge fin et l'appliquer sur le doigt malade ; en enveloppant, avoir soin que l'huile soit bien en contact avec le mal. Dans le cas où l'on ne posséderait pas d'instrument, on peut se contenter d'imprégner de notre huile, le doigt atteint plusieurs fois dans la journée, en évitant de mouiller la partie malade en se lavant les mains.

Si le mal est ancien, mais que la peau recouvre encore le doigt, il faut employer le même traitement.

Si le panaris est percé, étendre de notre pommade et par dessus deux ou trois gouttes de notre huile.

Après l'application de l'huile, il se produit souvent sur le doigt une peau morte très épaisse; la couper en ayant soin d'éviter les chairs vives. S'il survient des excroissances de chair, les enduire de notre pommade étendue de quelques gouttes de notre huile et surtout ne jamais appliquer des cataplasmes. Dès que le mal est en voie de guérison, la pommade suffit.

§ 28. — CHARBON. FURONCLES.

Pour les furoncles, les piquer légèrement; puis appliquer de notre huile plusieurs fois dans les 24 heures et ensuite de notre pommade.

Le charbon est une maladie très dangereuse, occasionnant presque toujours la mort, il faut donc la traiter vigoureusement. Si le charbon a été négligé, s'éloigner le plus possible de l'endroit où il s'est produit, piquer très fortement et passer de notre huile quatre fois par jour.

§ 29. — MORSURES ET PIQURES VENIMEUSES

Piquer tout autour de la plaie, passer sur les piqûres et sur la plaie trois ou quatre couches d'huile dans la journée. Si le pansement n'a lieu que plusieurs heures après l'accident, étendre beaucoup les piqûres; par exemple, si c'est la main qui est attaquée, piquer et huiler tout le bras.

Pour se garantir de la rage quand on a été mordu par un chien atteint de cette maladie, nettoyer d'abord la plaie avec du bon vinaigre, piquer ensuite les parties environnantes, l'imbiber avec beaucoup d'huile. Si le traitement ne peut avoir lieu immédiatement, lier fortement le membre attaqué au-dessus de la blessure pour interrompre la circulation du sang, et enlever cette ligature une demi-heure après le pansement. Ne pas craindre de passer quatre ou cinq couches d'huile par jour, en imbibant bien la plaie et en la faisant saigner le plus possible avant d'employer l'huile.

Dans le cas où l'on n'aurait pas de notre huile à sa disposition, on doit nettoyer immédiatement la plaie avec du bon vinaigre et la cautériser avec un fer rouge ou un charbon incandescent, en attendant d'opérer avec l'huile.

§ 30. — Tumeurs. Contusions. Chutes.

Piquer la tumeur et toute la partie douloureuse, imbiber d'huile deux ou trois fois par jour. Si c'est une tumeur, elle ne tarde pas à ramollir et à percer toute seule, il faut alors bien nettoyer la plaie, ensuite la panser avec notre pommade et de temps en temps étendre sur celle-ci quelques gouttes de notre huile.

Pour les chutes et les contusions, piquer seulement la partie douloureuse et y passer deux ou trois couches d'huile pour éviter des accidents qui pourraient devenir très graves.

§ 31. — Frayeurs

La frayeur, surtout chez les femmes et les enfants, occasionne souvent de graves désordres et quelquefois la mort; ainsi la jaunisse provient généralement d'une colère ou d'une frayeur. Aussi faut-il se garder de causer des frayeurs aux personnes faibles.

Pour préserver des suites de la frayeur, piquer le

dos et la poitrine fortement, surtout du côté gauche, passer une bonne couche d'huile et la renouveler cinq ou six heures après.

Pour les enfants, il n'est pas nécessaire de les piquer, il suffit de passer l'huile sur la poitrine jusqu'au nombril et surtout du côté gauche. Cinq ou six jours après, huiler le dos tout entier. On pourrait réunir ces deux opérations en une seule et la guérison n'en serait que plus prompte, mais cela serait peut-être trop fatigant pour l'enfant et lui causerait une fièvre un peu forte, mais pas dangereuse.

Souvent, il serait bon de terminer le traitement par un léger purgatif avec de la manne ou de l'huile de ricin.

Il arrive quelquefois que les enfants sont malades sans que l'on connaisse ni la nature ni les causes de la maladie. Dans ce cas, il est indispensable d'employer le traitement que nous venons d'indiquer.

§ 32. — Plaies aux jambes

Piquer tout le dos en englobant les côtés, passer trois couches d'huile successives de six heures en six heures. Après avoir laissé s'écouler huit jours, on recommence la même opération.

Passer très légèrement de l'huile sur la plaie et les parties environnantes. Prendre ensuite un morceau de linge blanc, un peu plus large que la plaie à panser, étendre notre pommade (Voir chap. IV) avec la lame d'un couteau et appliquer le tout sur la plaie, de telle manière que le linge couvre, en même temps, une partie des chairs environnantes. Si la nature des plaies était très mauvaise, faire tomber quelques gouttes d'huile sur la pommade déjà étendue, en faisant de nouveau glisser la lame du couteau pour que l'huile se répande bien partout. Faire ce pansement deux fois par jour; si le malade ne pouvait le supporter, on peut en faire quelques-uns sans y mettre d'huile, mais il est absolument indispensable d'en faire un complet de temps en temps.

Nous devons prévenir les malades que ce traitement est un peu douloureux : les plaies s'ouvrent et se ravivent; mais lorsque toutes les matières impures sont évacuées, les plaies disparaissent.

D'ailleurs, il faut supporter la douleur avec courage, la guérison n'est qu'à ce prix.

Ce pansement peut s'appliquer sans distinction à toutes les plaies; on n'a à craindre ni la gangrène ni les excroissances de chair, puisque ce pansement est destiné, au contraire, à les guérir.

Si la gangrène était déjà déclarée, passer l'huile plusieurs fois sur les plaies et sur les parties environnantes. L'expérience nous a démontré l'efficacité de ce procédé.

§ 33. — ECROUELLES. HUMEURS FROIDES

Piquer et huiler tout le corps à plusieurs reprises. Prendre la tisane suivante :

Gratiole, 3 grammes ; gentiane, 4 grammes ; salsepareille, 5 grammes ; guimauve ou mauve, 15 grammes ; herbe d'alisson, 5 grammes ; racine de patience, 4 grammes. Une pincée de chiendent ; idem de réglisse ; id. de douce amère ; id. d'orge ; id. de graines de lin.

Le tout dans trois litres d'eau, les réduire aux deux tiers par l'ébullition et en boire au moins un litre par jour, deux même si l'on peut. Se purger avec un purgatif quelconque ou de préférence avec 4 ou 5 grammes de gratiole.

Il est indispensable, dans ces maladies, de renouveler le sang.

§ 34. — VARICES

Piquer le dos et les côtés, passer trois couches d'huile, à six heures d'intervalle, prendre de la tisane dépurative, frictionner à l'aide de notre pommade (Chap. IV § 8).

Quand la démangeaison arrive, c'est-à-dire au bout de cinq à six jours, on la frictionne deux ou trois fois par jour avec une autre pommade douce chauffée pour la calmer, si l'on ne veut plus appliquer l'huile.

Les plaies que l'on remarque autour de la varice sont guéries par notre pommade et notre huile, quant à la varice elle-même, étant un vice constitutif de la nature, elle est inguérissable.

§ 35. — LÉTHARGIE. — ÉVANOUISSEMENT.

Pour la léthargie piquer toute la poitrine et les côtés, fortement le côté gauche, et passer deux couches d'huile à 2 heures d'intervalle; faire respirer par le nez et par la bouche du bon vinaigre vieux, en frictionner les tempes et chatouiller le fond de la bouche au moyen d'une plume humectée d'eau vinaigrée. Si, au bout de dix heures, le malade n'a pas repris ses sens, on peut assurer qu'il a cessé d'exister. Pour les évanouissements faire respirer par le nez du vinaigre vieux de bonne qualité, en frictionner le front et les tempes, faire boire à la personne évanouie une ou deux cuillerées d'eau

fraiche vinaigrée lui donner autant d'air que possible
et continuer jusqu'à ce qu'elle reprenne ses sens.

CATALEPSIE.

Cette terrible maladie sur laquelle la science a été
longtemps muette et impuissante se caractérise
surtout par la complète inertie et quelquefois la
rigidité du corps.

Au commencement de ce siècle, de nos jours
même, on a constaté bien des cas de catalepsie
simulant la mort au point d'avoir occasionné de
grands malheurs par suite de l'ensevelissement des
personnes atteintes de cette terrible maladie, et bien
qu'on ait considérablement exagéré ces fatales
erreurs, il en est qui sont authentiques et malheureu-
sement prouvées.

Ainsi, au mois d'avril 1879 on a constaté, en
Hongrie, lors de la réouverture d'un tombeau, la
mutilation d'un cadavre dont la bouche gardait
encore les lambeaux de chair des poings rongés. En
1870, dans le village d'Ornon (Isère) un témoin ocu-
laire nous a affirmé un cas analogue. C'est pour
prévenir ces malheurs que la loi oblige de produire
une constatation médico-légale avant l'inhumation,
mais cette constatation n'est pas toujours exempte
d'erreurs regrettables ainsi qu'on l'a vu dans le cas
signalé par l'honorable docteur Dehaut, dans son
Manuel (§ 342, page 323) :

Au mois de novembre 1843, un mendiant, nommé
Perrigaud, fut trouvé, un matin, gisant sur la route de
Nantes à Vannes près du bourg de Sautron. On le
crut mort, on déclara le décès et on procéda à la

levée du cadavre en attendant le délai légal. Le lendemain quand on vint pour l'ensevelir, il se réveilla et demanda ce qu'on lui voulait.

On a cité aussi des exemples de catalepsie d'une singularité frappante entre autres celui que nous empruntons à M. P. Larousse :

En 1861, un jeune séminariste nommé Fariau, tomba dans l'état cataleptique. On essaya tout pour le rappeler à son état normal, mais rien n'y fit, et ce ne fut que lorsque le supérieur du séminaire se rappelant la passion de Fariau pour la musique, ordonna l'exécution d'un des ses morceaux favoris, que le séminariste revint de sa torpeur.

On lui demanda quelles sensations il avait éprouvées. Il dit qu'il avait entendu tout ce qui se disait autour de lui.

Contre cette maladie nous nous bornerons à prescrire notre révulsif, c'est-à-dire piquer tout le corps, y passer deux fortes couches d'huile et agir comme pour la léthargie.

§ 36. — GALE-TEIGNE.

Dans tous les cas graves ou non, piquer tout le corps devant et derrière et passer une couche d'huile chaque jour pendant trois jours.

Pour les enfants, il est inutile de piquer, il suffit de passer de l'huile une fois par jour pendant deux jours de suite.

Pour que l'opération soit moins douloureuse et fatigue moins, on peut la faire en deux fois.

Prendre la tisane suivante :

Racine de patience, 5 grammes; herbe d'alisson,

3 grammes ; fleurs de violette, 3 grammes ; guimauve, 4 grammes ; racine de réglisse, 8 grammes : graine de lin, orge, une pincée de chacune, quelques figues ou dattes.

Mettre le tout dans cinq verres d'eau et les faire réduire à trois par l'ébullition.

Pour les grandes personnes, doubler les doses et ajouter 3 grammes de gratiole.

§ 37. — PETITE VÉROLE.

Cette affreuse maladie, dont la vaccine ne nous affranchit pas toujours, comme on le voit dans les épidémies, a besoin d'être traitée dès le début. Piquer tout le corps devant et derrière et passer trois couches d'huile, l'une immédiatement, l'autre deux heures après, et la troisième à un intervalle de six heures ; se tenir chaudement et boire de la tisane de violette, de tussilage et de tilleul. L'éruption provoquée par l'huile épure le sang et enraye la maladie. — Pour les enfants il suffit de passer l'huile sans piqûres. Notre système peut se pratiquer sans aucun danger et assure la complète guérison.

§ 38. — ROUGEOLE. — SCARLATINE.

Les enfants surtout sont sujets à ces maladies, on les combat par le même traitement que la petite vérole.

§ 39. — CROUP.

C'est encore une maladie de l'enfance ; voilà pourquoi nous l'avons classée ici, quoiqu'elle soit une affection non de la peau mais bien de la membrane muqueuse du larynx et de la trachée-artère. Si on imprégnait de notre huile, une fois par an, au printemps, le buste des enfants devant et derrière en deux fois, leur sang s'épurerait, et, non seulement on les préserverait de cette terrible maladie, mais encore on leur ferait acquérir, pour l'avenir une santé florissante.

Dès que l'enfant est atteint, il faut, sans retard, le piquer au cou et sur le devant de la poitrine, passer de l'huile sur les piqûres trois fois de deux heures en deux heures, et une fois le lendemain ; le tenir bien chaud, lui faire boire de la tisane chaude de graine de lin et de mauve ou guimauve ; toutes les deux heures lui donner une petite cuillerée à café d'huile d'olive dans un peu de tisane bien chaude ; toutes les vingt minutes lui faire prendre, pour le faire vomir, une cuillerée à bouche d'un verre de tisane dans lequel on aura mis un demi-gramme de poudre d'ipécacuanha. Pour que l'enfant vomisse suffisamment, il est nécessaire de le faire boire beaucoup. Par les efforts du vomissement, la membrane morbide qui recouvre le larynx et la trachée se détache, est expulsée au dehors et la respiration se rétablit complètement,

Dans le cas où, malgré ce traitement, l'enfant ne vomirait pas, faire de la tisane avec trois grammes de gratiole dans un grand verre d'eau réduit à deux tiers par l'ébullition, et la lui faire boire par cuillerées à café toutes les demi-heures, pour hâter les vomissements.

§ 40. — CANCERS

Piquer tout le corps, devant et derrière, et passer partout trois bonnes couches d'huile à cinq ou six heures d'intervalle. Si le malade n'est pas assez fort pour supporter l'opération entière en une seule fois, la faire sur le devant et sur le derrière, à six jours d'intervalle. Au bout de cinq ou six jours, recommencer, en piquant seulement les parties où l'éruption ne se serait pas produite. Quant au pansement quotidien, opérer de la même façon que pour les plaies (Voir même chap. § 32).

Prendre une tisane dépurative composée de la façon suivante :

Eau, 3 litres ; salsepareille, 5 grammes ; chiendent, 5 grammes ; racine de patience, 5 grammes ; gentiane, 3 grammes ; herbe d'alisson, 5 grammes ; douce-amère, 5 grammes ; orge, 6 grammes ; graine de lin, 6 grammes ; guimauve, 4 grammes ; racine de réglisse, 15 grammes.

Faire bouillir le tout jusqu'à réduction d'un tiers et en boire au moins un litre par jour, surtout le matin à jeun.

De temps à autre, ajouter à cette tisane quatre grammes de gratiole.

Pour les cancers de matrice, il est prudent d'avoir recours à un médecin ou à une personne initiée à notre système. Le pansement quotidien diffère un peu de celui que nous venons d'indiquer d'une façon générale. Prendre une tisane dépurative et se purger de temps en temps avec de la gratiole. Ensuite faire une injection de graines de lin ou mauve, puis une autre de quinze grammes de sulfate de zinc dans un litre d'eau distillée, passer ensuite, avec un pinceau très fin, de l'huile sur la plaie une fois par jour au moyen du speculum, et mettre par dessus un linge bien propre enduit de pommade et le renouveler

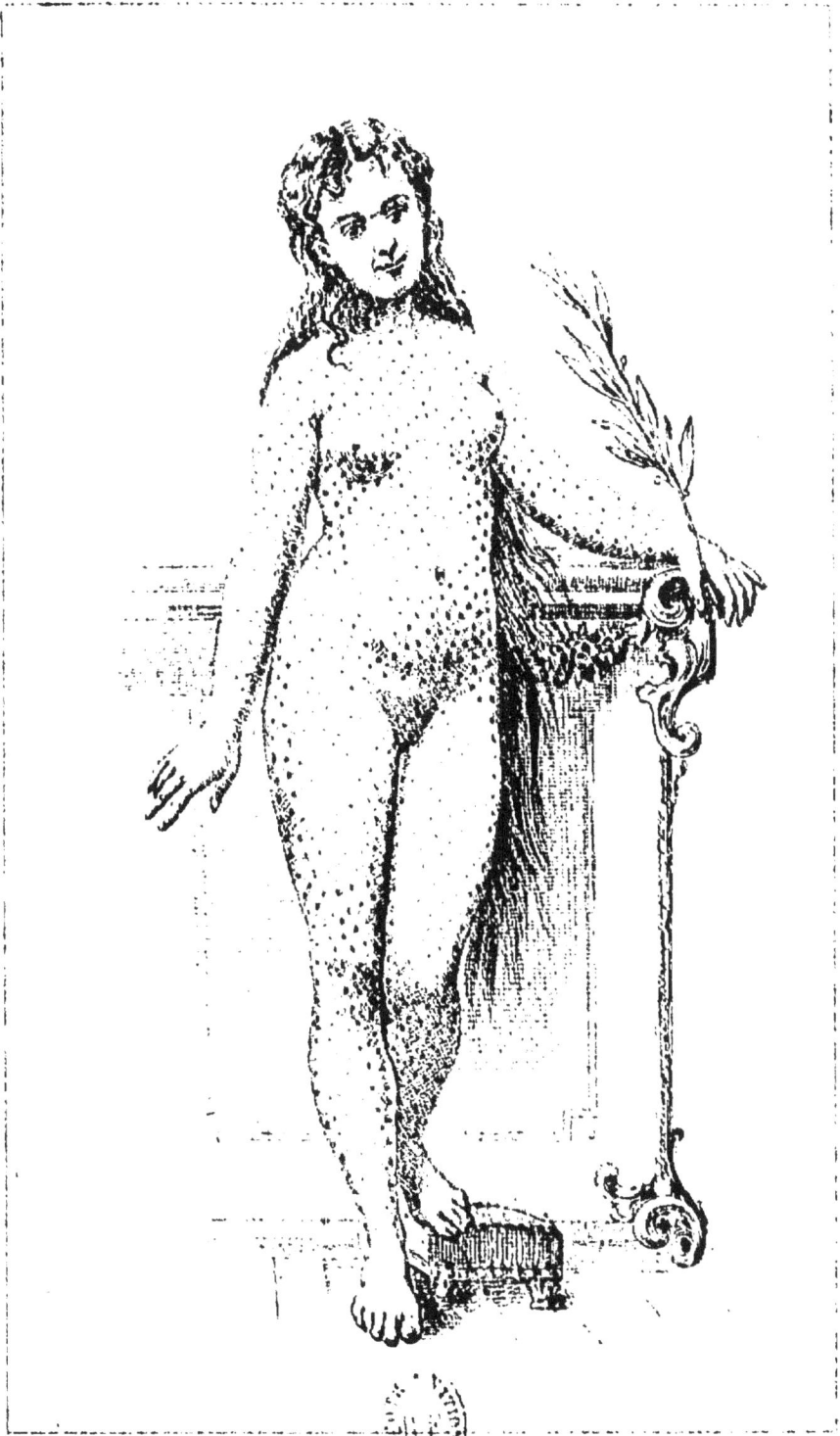

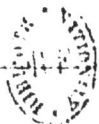

deux fois par jour. — Le traitement à l'huile étant un peu douloureux, on pourra n'en mettre que de temps à autre, sans rien changer au surplus du traitement, mais nous ferons observer que plus on met de notre huile, plus prompt est le résultat

§ 41. — DARTRES

Prendre la même tisane et suivre le même traitement que pour les cancers, mais sans mettre de pommade.

§ 42. — SUPPRESSION DES MENSTRUES

Piquer le dos, y passer trois couches d'huile à cinq ou six heures d'intervalle, et boire la tisane suivante :

Herbe d'alisson, 6 grammes ; marrube blanc, 3 grammes ; gratiole, 3 grammes ; réglisse, 15 grammes ; orge, graines de lin et mauve ou guimauve, une pincée de chacune ; eau, 2 litres.

Faire bouillir le tout jusqu'à réduction d'un tiers, et en boire au moins un litre par jour.

Si, cinq ou six jours après la première opération, les menstrues ne sont pas revenues, faire bouillir trois grammes de rue dans deux verres d'eau réduits de moitié par l'ébullition, boire le tout le matin à jeun pendant trois ou quatre jours et faire fonctionner le Régénérateur sur les cuisses et sur le bas-ventre.

§ 43. — FLUEURS BLANCHES

Piquer le dos et le ventre, y passer trois bonnes couches d'huile à cinq ou six heures d'intervalle, et boire la tisane dépurative suivante :

Herbe d'alisson, 5 gr. ; gentiane, 4 gr. ; racine de

patience, 4 gr.; salsepareille, 4 gr.; gratiole, 3 gr.;
racine de réglisse, 15 gr.; chiendent, mauve ou guimauve, orge, graines de lin, une pincée de chacune ;
eau, 3 litres.

Faire bouillir le tout jusqu'à réduction à deux litres
et en boire quatre verres par jour.

Prendre des injections avec une décoction d'orties
blanches.

Si le mal persiste, prendre des injections de 15 gr.
de sulfate de zinc dans un litre d'eau distillée.

§ 44. — MALADIES DE MATRICE

Ces maladies sont nombreuses et plus ou moins
dangereuses suivant les causes qui les produisent.

Qu'à la suite d'un excès de fatigue ou d'un accouchement laborieux les ligaments de la matrice se
relâchent, que le vagin soit trop dilaté, la matrice
descend dans le vagin et quelquefois en sort : c'est
une chute de matrice. Mais si le vagin n'est pas assez
dilaté pour donner passage au col de l'utérus, l'organe n'étant plus maintenu dans sa position normale
par suite du relâchement des ligaments, peut se
porter en arrière, à droite ou à gauche: c'est la déviation de la matrice.

Quand il y a chute de matrice, la malade éprouve
des tiraillements d'estomac qui simulent la faim ou
bien un dégoût général comme si le mal avait son
siége dans l'estomac. — Quand il y a déviation de la
matrice, la malade éprouve des lassitudes dans les
jambes, dont l'usage devient difficile, et ressent un
poids dans le bas-ventre.

Dans l'un et l'autre cas, avant d'employer notre
système, il faut chercher à ramener l'organe dans sa

position normale. On y arrive par l'emploi de l'appareil suivant : faire deux pelotes en ouate de la pro-
fondeur du poing et une ceinture en toile assez large
pour recouvrir les os des hanches sans les dépasser,
ayant à ses extrémités des œillets pour pouvoir être
lacée par derrière, et lacée fortement, de façon à
soulever le ventre ; pour la maintenir, on place des
bretelles en haut et des sous-cuisses en bas ; on place
les deux pelotes sous la ceinture, au-dessus du pubis,
une de chaque côté ; on fait coucher la malade la tête
plus basse que les reins et on tire les lacets pour serrer la ceinture, de manière à comprimer fortement
les pelottes et les faire, pour ainsi dire, entrer dans
les flancs. — Si dans la nuit la compression devient
trop douloureuse, on lâche un peu le cordon pour le
serrer de nouveau le lendemain matin.

Avant de placer l'appareil, piquer le dos et les
reins (surtout l'épine dorsale), passer sur les piqûres
deux couches d'huile de cinq heures en cinq heures,
et après huit à dix jours, appliquer sur les reins une
compresse d'étoupe imprégnée de blanc d'œufs frais
et d'eau-de-vie à 35° battus ensemble, et maintenir la
compresse au moyen d'une large ceinture de toile
faisant deux ou trois fois le tour du corps. Renouveler l'étoupe deux ou trois fois tous les trois jours.
La compresse doit être imbibée soir et matin.

§ 45. — Maladie des ovaires.

Piquer le dos, le ventre et le bas-ventre, passer
plusieurs couches d'huile à sept ou huit heures d'intervalle ; injecter de mauve ou de graines de lin ;
prendre une tisane émolliente composée d'herbe

d'alisson, nénuphar, guimauve, graines de lin, orge, chiendent et racines de réglisse.

§ 46. — MALADIES DES SEINS

Les seins ont à souffrir de plusieurs maladies, mais la plus grave est l'infection syphilitique que peut transmettre un nourrison atteint de syphilis, cas assez commun dans les grandes villes. Pour n'en citer qu'un exemple, nous avons connu une femme saine et robuste qui fut ainsi infectée par un nourrisson: le mal fut si intense qu'il lui dévora la mamelle en peu de temps; elle en guérit, mais elle intenta une action en dommages au père de l'enfant, et celui-ci, par jugement du 5 janvier 1875, fut condamné à payer à la victime, comme indemnité, une somme de quatre mille francs.

Le cancer au sein est souvent le résultat d'un coup ou d'une piqûre. Par précaution, les femmes qui reçoivent des coups sur les seins devraient passer un peu de notre huile sur les parties blessées.

Le cancer commence généralement par une induration et une rougeur sur la peau, il envahit quelquefois l'aisselle et se glisse sous l'omoplate.

Les médecins sont quelquefois obligés de faire l'opération et la plupart des femmes meurent des suites, ou bien le mal reparaît peu de temps après dans les glandes lymphatiques voisines et il faut encore une nouvelle opération.— Avec notre système, il n'y a point de récidive. Dès qu'un mal au sein se présente, piquer légèrement la partie douloureuse en englobant les parties environnantes et passer de notre huile deux fois par jour jusqu'à ce que la plaie soit percée ; dans ce cas, panser la plaie avec notre pommade, dans laquelle on met, de temps en temps, quelques gouttes de notre huile.

Boire de la tisane dépurative et se purger avec 3 grammes de gratiole.

Supprimer toute espèce de cataplasmes.

§ 47. — Appauvrissement du sang ou anémie

Prendre de bons consommés, des bifteaks saignants et prendre à jeun une ou deux de nos capsules de santé et, tous les matins, un grand verre de sang tout chaud, de préférence celui des jeunes bœufs au moment où on les abat. — Ce dernier remède est excellent. Pour n'en citer qu'un exemple, nous avons sauvé dernièrement un jeune homme que tout le monde croyait perdu et qui ne pouvait plus prendre aucune nourriture. Tous les matins nous le faisions conduire en voiture à l'Abattoir, où il buvait, tout chaud, un grand verre de sang de bœuf. Il se ranima peu à peu comme une lampe mourante que l'on alimente d'huile.

Quinze jours après, il allait à pied à l'Abattoir, et au bout d'un mois, il était complètement rétabli. Nous pourrions citer plusieurs cas semblables.

En outre, piquer le dos et le côté gauche, passer une couche d'huile après l'opération et au bout de six heures appliquer une nouvelle couche.

§ 48. — Maladies secrètes, vénériennes ou syphilitiques.

Le nom de maladies secrètes vient de ce que l'on a honte de les avouer ; celui de vénériennes vient de

Vénus, déesse de l'amour ou du libertinage ; et celui de syphilis lui fut donné par Frascator, célèbre médecin du XVI° siècle, nom qui, en grec, signifie ami du porc et de la truie.

La cause de ce mal provient d'un virus qui se communique d'un individu à l'autre par le contact des parties sexuelles d'un syphilitique avec celles d'une personne saine. Par la muqueuse de la bouche ce virus peut se communiquer par le baiser d'une personne infectée à une personne saine. Il est aussi très dangereux de fumer avec la pipe d'une personne malade et surtout de boire dans son verre. Le pus d'un chancre peut aussi communiquer le virus sur une partie dénudée ou blessée de l'épiderme chez une personne saine. Lorsque le virus est introduit dans le corps, il occasionne des ravages affreux et donne souvent la mort si on ne suit pas un traitement énergique.

Ce mal s'annonce souvent par un écoulement jaune verdâtre, une difficulté d'uriner, une grande douleur à la racine de la verge, des chancres, des bubons ou poulains et, plus tard, des excroissances dites choux-fleurs, crêtes de coq, qui viennent autour des parties génitales.

Avant de parler du traitement de ce mal affreux qui détruit une partie de notre génération, nous croyons de notre devoir de donner quelques avis sévères à la jeunesse.

Vous tous, jeunes gens, qui avez reçu de la nature par vos parents un sang pur de toute souillure et qui avez une santé florissante, n'allez pas, pour assouvir une passion brutale, vous vautrer et vous perdre dans ces lieux immondes que la société a désignés sous le nom de maisons de tolérance et qui sont le foyer des maladies les plus honteuses et les plus terribles, quelquefois incurables. Vous y laissez non-seulement votre santé que vous regretterez un jour, mais vous y allez perdre votre intelligence, atrophier toutes vos facultés et votre cœur et y cueillir les restes hideux de tous les libertinages. Songez à ce que vous avez coûté à vos parents, aux sacrifices qu'ils ont faits pour vous. Songez aussi à l'avenir : vous vous mariez et votre épouse a confiance en votre pureté, vous lui communiquez des douleurs inouïes qu'elle n'osera même pas avouer ! Vous créez une postérité d'enfants rachitiques et scrofuleux ! Vous rendez plusieurs personnes innocentes victimes de votre inconduite passée ! C'est une dette contractée qu'il faut payer *plus tard*.

Traitement. — Pour éviter les funestes conséquences d'un contact impur, se laver avec de l'eau fortement vinaigrée ou faire une injection avec la solution suivante :

Eau distillée, 500 gr. ; sulfate de zinc, 10 gr.

Lorsqu'on n'a pu prévenir le mal et que l'écoulement est prononcé, boire la tisane suivante :

Gratiole, 3 gr. ; gentiane, 4 gr. ; salsepareille, 5 gr. ; guimauve ou mauve, 15 gr.; herbe d'alisson, 5 gr. ; racine de patience, 6 gr. ; racine de réglisse, 15 gr. douce amère, 5 gr. ; orge et graines de lin, une pincée de chacune ; eau, 3 litres.

Faire bouillir le tout, jusqu'à réduction aux deux tiers, et les boire chaque jour.

Comme la gratiole purge beaucoup on peut la supprimer pendant quelques jours si elle fatigue.

Piquer tout le dos et le ventre et y passer une forte couche d'huile qu'on renouvelle huit heures après.

Lorsqu'on a fait usage pendant quinze jours de la tisane ci-dessus indiquée, que l'irritation a disparu et que le pus est presque incolore, prendre au moins quatre injections par jour (sulfate de zinc, 20 gr.; eau dist., un litre), les garder 4 ou 5 minutes, et continuer ainsi jusqu'à parfaite guérison. Les jours où on prend des injections, ne boire que la moitié de la dose ordinaire de tisane.

Ce traitement convient aux deux sexes.

Bubons. — Piquer tout autour et légèrement dessus, y passer de l'huile deux fois par jour et les couvrir de ouate jusqu'à ce qu'ils soient percés; employer alors notre pommade pour les plaies. Boire la même tisane que pour les plaies en n'employant que deux litres d'eau et en réduisant à moitié par l'ébullition.

Chancres. — Même traitement que pour les cancers (voir même chap., § 40), avec cette différence que si le chancre est récent, il n'est pas besoin de piquer, l'huile et la pommade suffisent.

Crêtes de coq, choux-fleurs. — Même traitement que pour les chancres.

Suites des maladies vénériennes mal soignées ou négligées. — Piquer tout le corps, passer une forte couche d'huile pendant trois jours, se reposer une semaine et recommencer jusqu'à parfaite guérison.

Boire la tisane indiquée dans ce même paragraphe.

Par ce système nous guérissons sans mercure toutes les maladies syphilitiques. (Voir chapitre IV, § 4. Voir le certificat n° XXVII M. Dubois, maladie de quinze ans.

§ 49. — CHOLÉRA

Ce fléau ne peut être produit que par les émanations des matières animales ou végétales en putréfaction. Il prend naissance dans les pays marécageux, en Asie surtout, dans les contrées intérieures encore inconnues, où la chaleur dessèche les marais. Les molécules des matières animales et végétales qu'ils contiennent se décomposent elles-mêmes en un infinité de miasmes miscroscopiques qui se répandent dans l'air, l'empoisonnent et commencent leur œuvre de destruction sur les habitants de ces contrées.

Les vents portent ces mêmes miasmes dans les bas fonds surtout, dans les vieux quartiers des villes où le peu de largeur des rues empêche la circulation et la purification de l'air.

Lorsque le terrible fléau éclata à Marseille, le sud de la ville, du côté de Montolivet, fut préservé de toute atteinte à cause de sa position élevée.

Le choléra ne peut séjourner non plus dans les villes où l'air se renouvelle constamment par suite des courants occasionnés par le confluent des rivières. Ainsi la ville de Lyon, située sur le confluent du Rhône et de la Saône, n'a jamais souffert du fléau alors qu'il ravageait une grande partie de la France.

Les symptômes de ce fléau sont si frappants qu'on ne les oublie plus quand on les a vus une fois : les malades se plaignent de coliques atroces avec diarrhée, vomissements et crampes violentes ; ils ont les yeux enfoncés et hagards, une voix rauque et chevrotante très caractéristique et un froid excessif avec tremblement des membres.

On a essayé toutes sortes de remèdes pour combattre le choléra. Le moyen le plus efficace, d'après nos propres expériences, est de faire prendre au malade un tiers de verre de bon vinaigre pur ; dans le cas où il le rendrait, lui en faire prendre un second et, au besoin, un troisième. Lorsqu'il a soif, lui faire boire de l'eau glacée ou excessivement fraîche, par cuillerées, d'abord fortement vinaigrée, et y exprimer ensuite du jus de citron. Une heure après on peut faire boire par demi verre. Si la maladie est un peu avancée, piquer tout le corps du malade et le frictionner avec notre huile. Les crampes cesseront et il y aura beaucoup de chances de le sauver.

Ce traitement est déduit non pas de l'étude scientifique, mais bien de l'expérience. Le choléra étant produit par des miasmes délétères, le vinaigre a la puissance de combattre et de détruire. C'est d'abord sur nous-même que nous l'avons expérimenté et nous pouvons de plus assurer, sans crainte d'être démenti, que nous avons soigné et guéri, à Marseille, un grand nombre de cholériques dans le courant des années 1837, 1849, 1854, 1865 et 1866.

L'auteur de cet opuscule a éprouvé lui-même trois fortes atteintes du choléra : la première à son pays natal, à Villeneuve-Loubé (Alpes-Maritimes), en 1835, et les deux autres à Marseille. Ce n'est qu'au vinaigre et aux boissons fortement vinaigrées qu'il a dû son salut.

En 1854, le choléra sévit à Marseille avec intensité. Nous établîmes un bureau de secours à notre domicile, rue Ste-Marthe, 29, et nous affirmons hautement que tous les malades qui ont eu recours à notre procédé ont été guéris, lorsque nous pouvions surtout employer nos moyens sur des malades nouvellement attaqués. Il est vrai que nuit et jour nous étions appelé, pendant la période fatale, et nous n'avons pas discontinué de faire notre devoir.

Ici nous avons à faire une observation très importante au sujet des personnes sujettes aux frayeurs en temps d'épidémie.

Nous avons remarqué que celles qui ont peur d'être atteintes le sont généralement, et la crainte de mourir aggrave la maladie. Aussi leur conseillons-nous d'abandonner l'endroit où sévit le fléau lorsqu'elles le pourront pour ne pas devenir victimes de leur propre crainte.

Nous en avons fait la triste expérience nous-même et c'est grâce à une énergique absorption de vinaigre et d'eau glacée vinaigrée que nous sommes revenus à la santé. Nous fûmes appelé à 11 heures 1/2 du soir, rue de Lorette, pour donner nos soins à une petite fille de quatre ans. Mais, hélas! c'était trop tard; elle était à toute extrémité. Nous lui fîmes prendre néanmoins de l'eau vinaigrée glacée; cinq minutes après, elle revint à la vie. Hélas! pour quelques instants seulement; elle appela sa mère, la suppliant de ne plus pleurer, disant qu'elle allait mieux. Une demi-heure après, elle s'éteignait doucement dans nos bras.

La mort de cette enfant nous navra tellement que nous nous enfuîmes sans force, nous sentant défaillir à chaque pas. Nous crûmes réellement que nous ne pourrions pas cette fois résister au fléau, tant la frayeur nous avait saisi et la crise nous paraissait imminente. Pendant deux heures, nous eûmes devant nos yeux cette pauvre petite fille que nous n'avions pu sauver.

Aussi est-ce avec raison que nous conseillons si vivement aux personnes peureuses de fuir les pays ravagés.

3

§ 50. — EMPOISONNEMENTS.

Un grand nombre de poisons ont leurs contre-poisons ou antidotes ; il n'en est pas de même pour tous néanmoins, surtout pour les poisons minéraux, alors il faut expulser au plus vite le poison par des vomissements et des purgations rapides.

Le plus souvent, d'ailleurs, dans les cas d'empoisonnement, on ne connait pas le poison ingéré, par conséquent on ne peut connaitre son antidote ; et même le connut-on, comme ordinairement on ne l'a pas sous la main et qu'il faut agir au plus vite, si l'on veut sauver le malade, il faut de suite songer à le faire vomir le plus possible pour chasser le poison de son corps.

Selon nous, le meilleur remède est de faire absorber au malade un tiers de verre de vinaigre et ensuite provoquer les vomissements au moyen de l'eau tiède, jusqu'à ce qu'il rende l'eau telle qu'il l'aura prise.

Les blancs d'œufs sont un antidote contre presque tous les poisons ; on bat 3 ou 4 blancs d'œufs dans un litre d'eau et on fait boire ce liquide au malade verre par verre ; on provoque ainsi les vomissements. Le lait aussi est avantageusement employé.

Si le poison à combattre est métallique, sels de plomb, de cuivre, de mercure ou autres, la magnésie agit comme antidote. On en délaye une grande cuillerée dans un litre d'eau, on le fait boire au malade et on provoque ensuite les vomissements comme ci-dessus.

Quand l'estomac a été rendu libre par des vomissements répétés, prendre un purgatif pour débarrasser l'intestin du poison qui a pu y pénétrer : le meilleur est celui qui agit le plus vite, gratiole ou autre. Si on n'avait pas de gratiole, il faut prendre rapidement le purgatif que l'on trouve à sa disposition, mais à forte dose. Lorsque le poison a complètement disparu du corps du malade, faire prendre à ce dernier du lait coupé avec de l'eau ou des tisanes émollientes.

Les sels de plomb sont très dangereux ; leur emploi très répandu dans l'industrie expose les ouvriers qui les manient à de très graves maladies et les empoisonne lentement. La céruse ou oxyde de plomb et le minium rouge de plomb sont très redoutables aussi ; l'extrait de saturne ou acétate de plomb tue très vite quand on l'avale si on ne le chasse pas immédiatement par des vomissements nombreux ; il est bon, dans ce cas, de saler un peu l'eau avec du sel de cuisine ou mieux avec du sulfate de soude si on en a sous la main ; le sulfate de soude, en effet, est un antidote du plomb, purge parfaitement et chasse par les selles le poison qui n'a pas été vomi.

Quant aux maladies lentes, causées par les sels de plomb, il faut les traiter par notre système : piquer tout le corps et passer deux bonnes couches d'huile à six heures d'intervalle, les renouveler de six jours en six jours pour entretenir l'éruption.

En terminant cet article, nous recommandons aux ouvriers qui travaillent le plomb, de porter de la flanelle et de la changer souvent, pour qu'elle ne s'imprègne pas trop de cette poussière nuisible, et de se purger au moins une fois par mois ; avec ces précautions ils éviteront de devenir malades par l'absorption des molécules de ce métal.

§ 51. — CRACHEMENTS DE SANG. — HÉMOPTYSIE

Piquer toute la poitrine, surtout du côté gauche, passer sur les piqûres trois couches d'huile à cinq ou six heures d'intervalle, et prendre la tisane adoucissante suivante :

Eau, 2 litres ; fleur de tussilage, 3 gr. ; guimauve, 5 gr. ; graine de lin, 4 gr. ; orge, 5 gr. ; racine de réglisse, 10 gr. ; quelques figues et un peu de gomme.

Faire bouillir le tout jusqu'à réduction d'un tiers.

Tous les jours prendre également quelques cuillerées de sirop dont la composition est indiquée au § 6 du Chap. IV.

Après les repas, prendre un petit verre de bon vin vieux dans lequel on peut mettre un morceau de sucre.

§ 52. — GOITRE.

La cause du goitre provient généralement des eaux potables accidentellement mercurielles, c'est-à-dire qui filtrent à travers des filons mercuriels. Dans le début, il faut piquer fortement le goitre et le cou entier et y passer très souvent de notre huile. Prendre de l'iodure de potassium et une tisane composée de salsepareille, de racine de réglisse et de 4 grammes de gratiole pour un litre d'eau.

Dans les pays sujets au goitre, on doit mettre dans les récipients qui contiennent l'eau de la grenaille d'étain, parce que l'étain attire le mercure, et, tous les huit jours, faire fondre cette grenaille sous le manteau d'une cheminée qui tire bien, puis la remettre dans l'eau.

Les loupes doivent être soignées comme les goitres.

§ 53. — ASPHYXIES.

L'asphyxie est produite par la suppression de la respiration et par les troubles qui en résultent. Les cas qui peuvent déterminer l'asphyxie sont très nombreux, mais nous ne parlerons ici que des asphyxies causées par les accidents et nous allons donner quelques détails sur les cas qui se présentent le plus souvent.

Asphyxie par le charbon. — La première chose à faire est de soustraire le malade à la cause de l'asphyxie, c'est-à-dire de le porter au grand air, ou bien dans le cas où la température serait pluvieuse ou trop froide, dans un appartement bien aéré, lui jeter au visage, à plusieurs reprises, de l'eau froide fortement vinaigrée, lui faire respirer du vinaigre pur, le coucher de manière que la tête soit très élevée, lui faire des frictions avec un morceau de flanelle ou de drap imprégné d'eau vinaigrée et l'essuyer ensuite rapidement.

Ces frictions doivent surtout être faites aux mains et aux tempes. Enfin, piquer le dos, du côté gauche, et les pieds et y passer une bonne couche d'huile.

Asphyxie par les gaz méphitiques. — Comme dans le cas précédent, il est d'une absolue nécessité de soustraire immédiatement le malade aux causes de l'asphyxie et de l'exposer au grand air. On essaye de ramener la respiration, la chaleur et la circulation du sang de la même manière que dans les autres cas d'asphyxie, en jetant de l'eau fraîche vinaigrée sur le visage. On couche ensuite le malade dans un lit chauffé et on lui fait boire un peu d'eau fraîche vinaigrée.

Saisissement par le froid. — Nous mettons ce cas dans cet article à cause de son analogie avec l'asphyxie. Lorsqu'une personne aura été mise par le froid dans un état de mort apparente, les secours exigent les plus grandes précautions, car une transition trop brusque du froid au chaud la tuerait; il faut donc la réchauffer sur place et ne la transporter dans une chambre que lorsque la chaleur commence à revenir. Pour ramener la chaleur, déshabiller le malade, le frotter fortement avec de l'eau froide puis avec des linges très chauds; il faut ensuite faire des aspersions d'eau vinaigrée sur le visage, lui faire respirer du vinaigre pur, et lorsqu'il commencera à respirer et que les membres perdront leur raideur, il ne tardera pas à se réchauffer. Comme principe le malade doit se réchauffer par lui-même, aussi ne faut-il approcher de lui aucun corps chaud. Dans ce cas notre huile est toujours employée avec succès puisqu'elle provoque une réaction venant de l'intérieur même du corps. Piquer les pieds, les jambes, en ayant soin d'éviter le tendon d'Achille, ensuite tout le buste, principalement le côté gauche, et y passer plusieurs couches d'huile à deux ou trois heures d'intervalle. Si le malade était dans la neige, il faudrait surtout le frotter avec de la neige, lui rendre ainsi la chaleur et ensuite le frotter de notre huile.

Asphyxie par submersion. — *Secours à donner aux noyés.* — Dès que le noyé est retiré de l'eau, le laisser sur la berge si le temps le permet, car il vaut mieux lui donner les premiers soins sur place et ne le transporter que lorsqu'il commence à reprendre ses sens.

La première chose à faire est de débarrasser les voies respiratoires des matières qui les obstruent, pour rétablir la respiration, et ramener la circulation du sang à l'aide de la chaleur.

Débarrasser le nez et la bouche en inclinant un peu la tête en bas pour faire couler les glaires, et l'envelopper dans des linges secs et chauds. Comme règle générale, donner les secours le plus rapidement possible, car quelques minutes de retard peuvent causer la mort du malade. Pour rétablir la respiration, le premier moyen est de presser le malade sur les côtés de la poitrine et de laisser ensuite celle-ci reprendre sa place normale, afin de reproduire le mouvement de la respiration ; continuer avec régularité, et si, par ce moyen, il sort et rentre chaque fois un peu d'air par la bouche et les narines, on peut espérer. Une personne dévouée pourrait aussi ramener la respiration en insufflant au malade de l'air bouche à bouche et en faisant pour lui les fonctions de la respiration, mais pour cela, il faut avoir de bons poumons.

Pour rétablir la circulation du sang, frictionner vivement tout le corps avec des linges chauds ou des fers à repasser enveloppés de linges.

Les soins prodigués aux noyés doivent être persévérants et il ne faut jamais se décourager.

Lorsque le patient a repris connaissance, lui appliquer notre système du Régénérateur de la même façon que pour le cas de saisissement par le froid, lui faire boire quelques gouttes de spiritueux et respirer du vinaigre.

Observation. — Lorsqu'on veut pénétrer dans un lieu privé d'air, tels que fosses d'aisance, citernes, cuves à fermentation, caves, etc., avoir soin d'y introduire auparavant une bougie allumée ; si elle s'éteint, il est imprudent de s'obstiner à y entrer, on courrait à une mort certaine. Pour purifier l'air, le meilleur moyen est de le chauffer en y faisant descendre des récipients de braise ardente. Les ouvriers, ne tenant aucun compte des observations, lorsqu'ils vont au-devant de la mort, n'ont souvent qu'à accuser leur imprudence extrême.

§ 54. — COLIQUES

Dès le début, exprimer dans un verre le jus d'un ou deux citrons, y mettre une quantité égale d'huile, battre les deux liquides ensemble et boire le tout. A défaut de citron on pourrait employer le vinaigre.

Si, après cela, les coliques ne cessaient pas c'est qu'alors elles seraient produites par une inflammations d'intestins. Dans ce cas prendre sept ou huit lavements de graines de lin ou de mauve ; en dernier lieu en garder un très épais, si on le rendait, en prendre encore la moitié d'un toujours fort épais.

Si elles ne disparaissaient pas encore, piquer tout le ventre et y passer deux couches d'huile à trois heures d'intervalle.

Dans tous les cas, boire une tisane composée de graines de lin, orge, racine de réglisse et guimauve ou mauve.

§ 55. — BRULURES

Les personnes qui sont sujettes à se brûler, telles que les cuisinières, les forgerons, les chauffeurs, etc., devraient toujours avoir du vinaigre à leur disposition. A la moindre brûlure la tremper dans le vinaigre, ou suivant la plaie, y appliquer des compresses imbibées dans ce liquide.

Si la brûlure venait à suppurer, se servir de notre pommade pour les plaies en y ajoutant 20 grammes de cire jaune, 20 grammes d'huile d'olive et 10 grammes de saindoux pour 100 grammes de pommade. On fait fondre le tout ensemble, et on panse la brûlure avec cela jusqu'à complète guérison.

§ 55. — VERRUES. CORS. DURILLONS

Se frotter avec notre huile pendant quatre ou cinq fois ; puis employer l'onguent Citrin jusqu'à parfaite guérison en frottant quatre ou cinq fois par jour, C'est d'après notre propre expérience que nous conseillons ce procédé.

La médecine se servait autrefois de l'onguent Citrin pour la gale et les dartres, mais il ne doit être employé que pour les verrues.

§ 57.— MALADIES D'ESTOMAC. AIGREURS. INDIGESTIONS

Piquer toute la poitrine et le côté gauche et y passer trois couches d'huile à cinq ou six heures d'intervalle : Prendre du sirop dont la composition est indiquée au § 6 du chapitre suivant et de la tisane composée de sauge et de calamandrée dans un verre et demi d'eau réduit par l'ébullition à un verre qu'on boit à jeun.

Si c'est une indigestion prendre aussi du thé pour provoquer des vomissements.

§ 58. — Vers intestinaux chez les enfants

Piler dans un mortier des graines de courges dépouillées de leur enveloppe avec du sucre ou du miel, rendre cette pâte liquide au moyen de lait ou de sucre et la faire boire à jeun. Purger avec 12 à 15 grammes d'huile de ricin. Dans la journée faire boire de l'eau dans laquelle on aura exprimé du jus de citron.

On peut aussi leur faire prendre de la pommade d'ail ou aïoli, puis leur faire boire également du jus de citron dans de l'eau, sans sucre.

§ 59. — Ver solitaire

Même traitement à plus fortes doses. Au lieu d'huile de ricin, purger les grandes personnes avec 4 grammes de gratiole.

§ 60. — Courbatures

Cette indisposition négligée peut entraîner des maladies graves pouvant occasionner la mort.

Piquer tout le corps et passer trois couches d'huile de six heures en six heures. Boire le plus possible d'une tisane bien chaude composée de 5 grammes de bourrache, 4 grammes d'herbe d'alisson et 4 grammes de guimauve dans un litre d'eau.

§ 61. — Carreau des enfants

Passer deux couches d'huile à six heures d'intervalle d'abord sur le ventre et, dix jours après, sur les reins. Purger avec de l'huile de ricin ou de la manne. Tisane adoucissante.

§ 62. — Fièvre jaune

Même traitement que pour le choléra (voir § 49). Piquer en plus tout le corps en évitant le tendon d'Achille (aux pieds piquer légèrement dessus et fortement dessous), et passer trois couches d'huile à deux heures d'intervalle.

§ 63. — Constipation

Piquer le ventre, le dos et les côtés et y passer trois couches d'huile à six heures d'intervalle.

Si la personne est faible le faire en deux fois.

Prendre la tisane suivante :

Eau, 1 litre 1/2 ; guimauve, 5 grammes ; graine de lin, 4 gr.; nénuphar, 5 gr.; racine de réglisse, 10 gr. ; orge, 5 gr. ; herbe d'alisson, 3 gr.

Faire bouillir le tout jusqu'à réduction d'un litre. Lavements de mauve ou de graines de lin. Au bout de quatre ou cinq jours mettre dans la tisane 3 grammes de gratiole.

§ 64. — Dentition difficile chez les enfants

S'il y a fièvre, passer une couche de notre huile sur le dos et les côtés, principalement de gauche. Frictionner trois ou quatre fois par jour les gencives avec le doigt trempé dans de l'huile d'olive chaude et faire boire de la limonade.

§ 65. — Maux de dents

Piquer le dessous des mâchoires, passer trois couches d'huile de deux heures en deux heures et se

tenir très chaudement avec de la ouate. Mettre sur la
dent malade un tampon d'ouate imbibée d'éther ; de
temps à autre se rincer la bouche avec de l'eau vinaigrée ; si les dents sont cariées, les faire bien nettoyer
et ensuite plomber.

§ 66. — ESQUINANCIE. AMYGDALES ENFLÉES EXTINCTION DE VOIX

Piquer la poitrine, le cou et tout le côté gauche, y
passer trois couches d'huile à trois heures d'intervalle.
Si la maladie persiste, passer de nouveau plusieurs
couches d'huile. Prendre une tisane composée de la
manière suivante :

Eau, 1 litre 1/2 ; graine de lin, 4 gr. ; orge. 4 gr. ;
guimauve, 5 gr. ; tussilage, 3 gr. ; réglisse, 8 gr.

Faire bouillir le tout ensemble jusqu'à réduction
d'un litre et y mettre beaucoup de miel. Tenir la
poitrine et le cou très chauds au moyen de ouate et
prendre de temps à autre quelques cuillerées de
notre sirop (voir chap. IV, § 6).

§ 67. — HERNIE.

La guérison des hernies est excessivement difficile.
Le meilleur traitement et de ne point faire d'excès
d'aucun genre et de tenir soigneusement un bandage
sur la hernie.

§ 68. — MAL DE MER.

Piquer l'estomac, le ventre et les côtés et passer
deux couches d'huile de six heures en six heures,
une semaine avant de s'embarquer.

Ce système a été employé par plusieurs personnes

qui s'en sont très bien trouvées, mais, ne l'ayant pas expérimenté personnellement, nous ne pouvons donner à nos lecteurs aucune garantie. Dans tous les cas prendre de l'eau vinaigrée ou du jus de citron.

§ 69. — RACHITISME ET GIBBOSITÉ.

Dans le début de la maladie, piquer le dos, les côtés et la partie malade, passer trois couches d'huile dans l'espace de vingt-quatre heures, recommencer trois fois la même opération à sept ou huit jours d'intervalle et se purger de temps à autre avec de la gratiole. — Tisane dépurative.

§ 70. — MALADIES DES TESTICULES.

Passer de l'huile sur les parties malades une fois tous les trois jours. — Ce traitement est excessivement douloureux mais le succès est certain. — Envelopper les parties dans la ouate ou du linge et la changer très souvent, car les matières que l'huile fait évacuer sont abondantes et répandent une odeur très désagréable. — Quand la suppuration a passé, frictionner avec notre pommade (V. chap. IV, § 8) pour calmer les douleurs. — Tisane dépurative avec addition de nénuphar.

Après notre traitement, cette maladie nécessite quelquefois l'intervention d'un médecin pour faire une opération peu douloureuse.

CHAPITRE IV

Questions diverses

~~~~~~

Nous venons de passer en revue les maladies les plus importantes ou les plus fréquentes, nous avons indiqué pour chacune d'elles, la médication à suivre en montrant le rôle que joue notre méthode dans les différents traitements. Là se borne notre tâche. Nous ne voulons cependant pas terminer cet opuscule sans donner quelques conseils sur certains états du corps qui, sans être précisément des maladies, exigent néanmoins de grands soins et un traitement sérieux. Nous tenons aussi à prévenir nos lecteurs contre l'emploi de certaines substances qui jouent un grand rôle dans la médecine actuelle, et qui occasionnent souvent des empoisonnements ignorés.

§ 1. — FEMMES ENCEINTES.

Les femmes enceintes qui feront usage de notre système, donneront le jour à des enfants plus robustes puisqu'ils seront nourris d'un sang plus pur. Pendant la grossesse, éviter de se mettre en colère, car, comme conséquence, la colère pourrait amener l'avortement ou la mort; se distraire, prendre de l'exercice, respirer un air pur et surtout éviter les excès de boissons. Au début, prendre quelques purges légères, telles que ricin ou manne. De temps à autre, boire une infusion de calamandrée pour augmenter l'appétit.

§ 2. — ACCOUCHEMENTS.

L'accouchement se déclare souvent au moment où on ne s'y attend pas, alors, si la sage-femme est trop éloignée pour arriver à temps, on peut se trouver dans le plus grand embarras, mais si les femmes enceintes ou les personnes appelées à les secourir se pénètrent bien de nos conseils elles éviteront de graves imprudences et ne s'exposeront point à laisser périr les enfants, faute de soins bien entendus.

Lorsque la grossesse est un peu avancée, c'est-à-dire vers le sixième ou septième mois, la mère doit commencer à préparer tous les objets nécessaires au nouveau-né, car c'est à partir de la fin du septième mois que l'enfant nait viable si l'accouchement a lieu avant terme. Lorsque le neuvième mois est arrivé, la femme peut s'attendre tous les jours à accoucher. Le travail de l'accouchement s'annonce par de fortes douleurs que les patientes confondent rarement avec les coliques ordinaires. Ces douleurs se font sentir à intervalles inégaux, commencent, s'accroissent et cessent dans l'espace d'une minute, puis se rapprochent et deviennent plus vives. — Avant que le travail ne s'opère, il faut avoir soin de réunir tous les objets nécessaires à la mère et à l'enfant, et maintenir dans la chambre une température douce, égale, et surtout éviter les courants d'air. Pour la mère, organiser un lit de sangle, ou un lit ordinaire, dont la partie supérieure touchera le mur, de façon à pouvoir circuler sur les côtés, élever le milieu du matelas, pour le préserver, étendre une toile cirée ou tout autre objet de ce genre. — Pour l'enfant, placer sur une table, un oreiller recouvert d'un drap plié en quatre, ainsi que deux ou trois morceaux de fil fort, de l'eau chaude, des linges fins et un jaune d'œuf. — La malade ne doit conserver sur elle que des vêtements légers et qui ne la serrent pas, si elle n'est pas allée à la selle le jour même, elle devra prendre un lavement d'eau, de mauve ou de graines de lin.

Pendant toute la durée des couches, manger et boire peu ; se contenter d'eau sucrée avec un peu d'eau de fleurs d'oranger, de bouillons et de potages, cependant, si le travail dure longtemps, prendre quelques cuillerées de bon vin. La malade doit se promener dans sa chambre jusqu'à ce que les douleurs deviennent trop vives, alors elle se couche.

La personne qui assiste la malade doit se tenir prête à soutenir la tête de l'enfant dès qu'elle apparaît, en ayant soin de la soulever un peu pour que les matières liquides n'entrent point dans la bouche de l'enfant. On soutient la tête de la main gauche jusqu'à ce qu'une nouvelle douleur fasse présenter les épaules et le reste du corps qu'on soulève de la main droite, en ayant soin de tirer légèrement pour faciliter l'opération. Lorsque la sortie est complètement effectuée, on lie solidement le cordon avec un fil à sept ou huit centimètres du nombril de l'enfant et on le coupe un peu plus loin. Ensuite frotter le nouveau-né avec de l'huile d'olive ou du beurre frais ou mieux encore avec un jaune d'œuf, de telle sorte que cette matière se mélange avec la matière grasse qui recouvre la peau de l'enfant; le mettre ensuite dans un bain chaud, le bien laver, l'essuyer et le couvrir. Mais auparavant, placer le cordon dans un petit linge graissé avec du beurre ou de l'huile d'olive et le maintenir avec une bande de toile faisant deux fois le tour du corps.

Alors on revient à la mère: on tâche de faire sortir le délivre en tirant légèrement sur le cordon à plusieurs reprises avec une intervalle d'une dizaine de minutes chaque fois; s'il résiste, on nettoie la malade; on la porte dans un lit bien chaud, le froid pouvant être très préjudiciable à ces moments-là, et on peut attendre sans inquiétude l'arrivée d'une sage-femme.

Il est urgent que la pièce où se trouve l'accouchée soit débarrassée des linges sales et de toutes les matières pouvant donner de mauvaises odeurs.

Une fois l'accouchement terminé laver soir et matin les parties douloureuses avec de l'eau tiède, laisser l'accouchée dans le repos le plus complet et sans sortir du lit au moins pendant neuf jours, car la moindre fatigue ou le moindre effort pourrait déranger la matrice.

Comme nourriture, ne boire que des potages et même que des bouillons pendant la fièvre de lait ; si cette fièvre était trop forte, garder une diète absolue. Lorsque la fièvre est passée, la malade doit graduer son alimentation pour arriver à manger comme auparavant.

Pendant la durée des couches, prendre une tisane douce, telle que tilleul, feuilles d'oranger, tussilage, etc. Si l'accouchée ne va pas à la selle tous les jours, lui donner des lavements de graines de lin et de mauve, et même, si cela ne suffit pas, la purger légèrement avec de la manne. Après le relèvement, il est presque toujours nécessaire de prendre plusieurs purges. Il est bon aussi de purger légèrement l'enfant avec de la manne au bout de quelques jours.

Nota. — Dès que la femme est délivrée, ceindre le bas-ventre avec du linge ou une serviette, pour retenir le ventre un peu élevé et prévenir des accidents de matrice.

§ 3. — AGE CRITIQUE

La femme, dont le sang est complètement pur n'a rien à redouter de l'âge critique. Dans le cas contraire, on connaît toute la gravité et la fréquence des maladies qui peuvent survenir. Nous ne saurions donc trop recommander aux personnes qui approchent de cet âge de surveiller leur santé et de recourir à notre système : piquer les reins et le côté gauche et passer deux couches d'huile à sept ou huit heures d'intervalle. Grâce à cette précaution, on traversera toujours sans danger cette période difficile de l'existence. Au printemps et en automne, prendre quelques purges avec 3 ou 4 grammes de gratiole.

§ 4. — DU MERCURE

Le mercure est le seul des métaux qui soit liquide. Il est employé beaucoup dans la médecine actuelle pour différentes maladies et surtout pour les maladies syphilitiques. Nous ne saurions trop recommander à nos lecteurs de ne jamais se servir de ce médicament à l'intérieur. Les désordres qu'il occasionne dans le corps du malade sont, le plus souvent, plus dangereux et plus graves que la maladie elle-même; en un mot, le remède est pire que le mal. La plupart des médecins commencent à revenir des anciennes erreurs et à ne donner le mercure qu'à petites doses, mais les effets, quoique moins funestes, le sont encore beaucoup trop. On ne doit même pas se servir du calomel ou protochlorure de mercure pour purger les enfants, à dose si infinitésimale que ce soit.

CONCLUSION

DE L'HYGIÈNE

Avant de terminer, nous nous permettrons de donner quelques conseils à nos lecteurs. Nous croyons fermement que le meilleur moyen de se guérir est d'employer le Régénérateur, mais il vaut encore mieux ne pas en avoir besoin et pour cela, le plus souvent, on n'aurait qu'à suivre les principes élémentaires de l'hygiène. Ces principes sont connus de tout le monde et cependant combien y en a-t-il qui les négligent! La première chose à soigner, c'est la nourriture; il y a des gens qui, pour avoir plus d'argent à leur disposition soit pour leurs affaires, soit même souvent pour leurs plaisirs, économisent sur leur nourriture. Déplorable et funeste habitude! L'estomac se fatigue et finit par refuser tout service. Ou bien on loge dans un appartement étroit, bas, humide, obscur, où l'air a de la peine à pénétrer et où la santé s'étiole et finit par disparaître complètement. Dans les deux cas, les souffrances que l'on éprouve alors font expier bien cruellement les quelques bénéfices que l'on a pu réaliser ou les quelques plaisirs que l'on a pu prendre. Il faut une nourriture saine et réglée, des appartements sains, élevés, avec de grandes croisées par lesquelles l'air puisse facilement se renouveler. On ne saurait croire les désordres organiques qu'occasionnent les logements insalubres, surtout dans la classe ouvrière, qui, à cause de l'exiguité de ses ressources, est obligée de s'entasser dans des ruelles sales et étroites.

Promenez-vous souvent, ou du moins chaque fois que vos occupations vous le permettront. Pourquoi, le dimanche, par exemple, au lieu d'aller vous enfermer dans les cafés où l'atmosphère est toujours lourde et viciée, ne pas aller à la campagne où l'air est vif et pur ? Et surtout amenez-y vos femmes et vos enfants dont l'organisation étant plus frêle a besoin d'une quantité plus grande d'oxygène, et pour lesquels le grand air et le mouvement sont des conditions *sine quâ non* de la santé.

Une chose que nous ne saurions également trop recommander, et ici nous parlons principalement pour les travailleurs, c'est la propreté, car elle est une des bases de l'hygiène.

Arrivons à un autre sujet. L'élégance est une qualité et elle est souvent confondue avec un défaut, la coquetterie, qui est encore un des fléaux de notre siècle, au point de vue sanitaire. Pour n'en citer qu'un exemple, pourquoi, Mesdames, vous enfermer la taille dans ces cuirasses incommodes et nuisibles que l'on appelle des corsets ? A quoi cela vous sert-il? Croyez-vous qu'il est difficile de reconnaître si votre

taille est naturellement fine ou si elle est moulée à
l'aide du corset ? Et puis, songez aux conséquences,
vous vous préparez un avenir de souffrances terribles, pour quelques instants d'orgueilleuse satisfaction.

Et vos têtes, que vous surchargez de cheveux de
toute provenance, ne deviennent-elles pas un objet
de dégoût, si l'on songe que les cheveux factices dont
vous les surmontez proviennent souvent de maladies
hideuses qui ont dû en hâter la moisson, lorsqu'ils
n'ont pas été récoltés même sur un cadavre ! Que la
tête soit toujours propre et naturelle ; c'est un des
premiers éléments d'une bonne santé

Le travail est également nécessaire à la santé, car
il donne de l'exercice au corps et préserve le tra-
vailleur des plaisirs nuisibles, de l'ennui et de la
satiété. Il faut donc éviter de se laisser aller à la pa-
resse, mais il faut aussi éviter l'excès contraire, c'est-
à-dire ne pas travailler au-delà de ses forces : le travail doit être systématique et régulier.

En fait d'excès d'ailleurs, il faut les fuir tous,
surtout les excès de boissons qui sont les plus
pernicieux pour la santé. En passant, nous recom-
manderons aux malades de ne jamais se faire traiter
ou soigner par des personnes ayant l'habitude de
boire avec excès, les conséquences pourraient être et
sont le plus souvent funestes.

Si, malgré tous les soins hygiéniques on ne peut
éviter la maladie, il faut alors la combattre par des
moyens énergiques et ces moyens sont tous indiqués
dans ce travail. Nous avons déjà démontré les avan-
tages du Régénérateur et nous ne voulons pas y revenir, mais nous devons encore faire une observation.

Les médecins font quelquefois perdre aux malades un temps précieux pour attendre que la maladie se déclare d'une façon évidente, afin de ne pas faire fausse route et de ne pas donner aux sujets qu'ils traitent des remèdes funestes. Le Régénérateur, au contraire, n'a pas besoin d'attendre ; ne pouvant produire que de bons effets il peut s'employer immédiatement, en modifiant seulement plus tard, suivant la nature du mal, le mode d'application.

Un autre défaut de l'art médical, c'est l'abus que l'on fait de la diète, surtout dans les hôpitaux, comme d'ailleurs nous l'avons éprouvé par nous-même. Nous ne voudrions pas dire que c'est une mesure d'économie, mais nous nous demandons quel peut être le mobile des médecins qui ordonnent la diète dans des maladies où il n'en est nullement besoin, la plupart des maladies externes, par exemple. Et qu'advient-il de ce déplorable préjugé ? Au lieu de donner au malade les forces nécessaires pour supporter la douleur, on les lui enlève, peu à peu, on l'affaiblit graduellement et on fait naître ainsi une affection souvent plus dangereuse que celle qui existait déjà. Au lieu d'une maladie à combattre on en a deux, et les conséquences de ce déplorable traitement entraînent souvent des complications sérieuses et quelquefois la mort. Néanmoins elle doit être ordonnée dans les fièvres violentes, points de côté, fluxions de poitrine, · .

Nous n'avons certainement pas l'intention de critiquer la médecine pour vanter notre procédé, mais nous ne saurions nous empêcher de faire remarquer que cette science est bien difficile à acquérir.

Ainsi il arrive fréquemment que des personnes

jouissant d'une santé parfaite sont subitement atteintes
de fièvres typhoïdes, cérébrales, fluxion de poitrine,
point de côté, petite vérole. La science est presque
toujours en défaut pour y porter un remède salutaire.
Par notre procédé la guérison est toujours certaine.
Il est de toute nécessité surtout de n'employer aucun
médicament avec notre traitement, car les guérisons
obtenues par notre système ne l'ont été qu'à l'exclu-
sion de toute préparation pharmaceutique, notre
système n'étant basé que sur les végétaux.

Ce n'est pas une théorie que nous offrons au public,
ce sont, au contraire, des faits prouvés, une série
d'expérience que nous faisons depuis plus de vingt
ans. Notre système ayant toujours réussi dans les cas
où nous l'avons employé, nous nous demandons
pourquoi il ne réussirait pas également dans les cas
semblables qui peuvent se produire.

Plusieurs médecins vraiment consciencieux ont
eu déjà et auront encore recours à notre système
pour eux et leurs clients, et il serait à désirer que
tous en fissent autant pour le plus grand bien de
l'humanité.

Pères et mères, vous y aurez recours d'abord pour
vous-mêmes afin de vous guérir, si vous êtes malades
ou de vous préserver des infirmités qui, trop souvent,
empêchent l'homme de jouir de sa fortune ou de se
livrer à un travail utile ; et ensuite pour vos enfants,
afin de les conserver sains et robustes et d'en faire
des hommes qui honoreront leur famille et leur pays
en même temps qu'ils goûteront les bienfaits de la
santé sans laquelle tout n'est rien ici-bas.

Jeunes gens, vous y aurez recours afin de vous
régénérer si vous n'êtes pas nés d'un sang pur ou si

vous vous êtes laissé aller aux écarts de la jeunesse.

Vous y aurez recours, vieillards, que les infirmités courbent encore plus que les années, afin qu'il vous fournisse une plus longue et plus heureuse carrière au milieu des vôtres et de leur affection.

Vous y aurez recours, vous tous qui, par état, êtes obligés d'avoir quelque souci de la santé publique. docteurs et chirurgiens civils ou militaires, vous qui assistez chaque jour au triste spectacle des infirmités humaines, vous à qui incombe tout particulièrement l'obligation d'employer les meilleurs moyens de salut. Que d'amputations toujours douloureuses, combien d'autres opérations chirurgicales déplorables vous éviterez en employant le système que nous vous offrons.

Et vous surtout, médecins de marine, qui, isolés du reste de la société, avez à vous seuls la responsabilité morale d'un grand nombre d'existences qui n'ont que vous pour les préserver des maladies, les soigner et les guérir ; vous ne devriez jamais vous embarquer sans avoir à votre disposition notre instrument et une quantité suffisante de notre huile et de notre pommade.

Qui que vous soyez, d'ailleurs, vous aurez recours à un procédé qui vous offre, avec certitude, une guérison complète, ou au moins, pour certaines maladies réputées incurables, un soulagement considérable.

En un mot, le Régénérateur doit pénétrer dans toutes les classes de la société et devenir la chose de tous parce qu'il est le salut de tous.

Nous terminons en affirmant de nouveau l'effica-

cité de notre système, et si on la contestait, nous la
soutiendrions toujours énergiquement et la tête haute
nous appuyant sur une longue expérience.

Il est d'ailleurs un moyen bien facile et bien simple
de lever tous les doutes : qu'on nous mette à l'épreuve,
qu'on nous place en face d'un malade, ou encore
mieux, qu'on nous appelle devant les hommes de
science dans un hôpital où les maladies sont plus
fréquentes et plus variées et, si les malades ne sont
pas déjà trop près de la tombe, nous sommes convain-
cus de l'excellence de notre système. Et lorsque la
Faculté émettra quelque doute sur l'efficacité de
notre Régénérateur, nous invoquerons le témoignage
de bien des personnes que nous avons guéries et
celui de savants et consciencieux docteurs qui, ayant
constaté l'impuissance des moyens médicaux, ont eu
recours à notre système.

Nous sommes toujours et d'une manière désintéressée à la disposition des personnes qui voudront
nous consulter sur notre Régénérateur.

RAPPORTS DES DOCTEURS

~~~~~~~~~

I

Paris, 4 février 1877.

Mon cher ami,

J'ai cru toute ma vie, je crois encore que le système
révulsif est ce qu'il y a de plus logique, de plus
rationnel en médecine; porter, sur un point où elle
est sans danger, l'irritation et par cela même y rendre
la circulation abondante; dégager ainsi les viscères
enflammées et le ramener à l'état normal, cela m'a
toujours paru conforme aux indications de la science.

Votre système est un système révulsif et à ce titre,
je crois à son efficacité...
....

Signé : A. NAQUET,
*Député, ancien professeur à l'École de Médecine
de Paris.*

II

J'ai fait usage plusieurs fois de l'instrument d'acu-
puncture inventé par M. Reybaud, horloger à
Marseille; j'ai ensuite promené pendant quelques
secondes sur la partie piquée la barbe d'une plume
imbibée d'une huile vésicante préparée par le sieur
Reybaud et j'ai toujours obtenu cinq à six heures

après l'opération, sur la partie piquée un erythème avec pustules plus ou moins nombreuses et plus ou moins grandes, suivant l'intensité du piquage et la quantité d'huile employée. C'est donc un moyen sûr d'obtenir une dérivation puissante et prompte vers la peau, très utile dans le traitement des maladies aiguës ou chroniques de la poitrine et du tube digestif, dans les rhumatismes et douleurs de toute espèce. J'en ai obtenu de très bons résultats dans le traitement de la pneumonie ou fluxion de poitrine, de la pleurésie, de la rougeole et de la scarlatine.

Chez les enfants, on se borne à passer la plume imbibée d'huile vésicante, sans pratiquer des piqûres sur la peau, sur la partie où on veut appeler la dérivation.

J'ai arrêté chez un enfant de sept ans atteint de rougeole, des vomissements et des déjections alvines qui se produisaient dès que l'enfant avalait la moindre cuillerée de tisane ou de bouillon ; j'ai passé la plume imbibée d'huile sur l'épigastre et sur les jambes ; les vomissements et la diarrhée se sont arrêtés comme par enchantement, ainsi que le violent mal de tête dont se plaignait l'enfant.

Je crois que ce système de révulsion pourrait être très utile dans les cas très graves de variole ou l'éruption a de la peine à se produire. Cette médication mérite d'être connue et expérimentée sur une grande échelle dans les hôpitaux, pour en propager l'application dans la clientèle civile. Le médecin de campagne, qui se trouve souvent éloigné des pharmacies devrait, dans l'intérêt de ses malades et de sa propre satisfaction, avoir toujours sur lui un appareil Reybaud (instrument et flacon d'huile) : car souvent, le malade est mort ou devenu incurable, quand le remède ordonné lui arrive. Je crois fermement que ce système de révulsion, prompt et facilement graduable au gré de l'opérateur, peut rendre de très grands services à la médecine. Dans cette conviction, j'ai cru devoir en donner cette sincère appréciation à M. Raybaud pour l'aider par sa publication à propager sa bonne invention.

Marseille, le 15 septembre 1875.

Signé : HUE,
Docteur en médecine à Marseille.

III

Je soussigné, docteur en médecine de la Fa ulté de Paris, domicilié à Marseille, cours Belsunce, nº 30, sur la demande de M. Reybaud, certifie que depuis sept à huit ans, j'emploie dans ma clientèle l'agent révulsif préconisé par lui et connu sous le nom de Révulseur ou Régénérateur. Je l'ai employé comme révulsif dans un grand nombre de cas. Il m'a surtout réussi dans les affections chroniques.

1º Les bronchites chroniques, les catarrhes pulmonaires, ont été améliorés ou guéris, lorsque j'avais épuisé tous les autres modes de traitement;

2º Les engagements du foie ont, dans quelques cas, été rapidement guéris;

3º Les maladies si rebelles de la moëlle épinière ont été considérablement améliorées.

J'ai peu employé ce moyen dans les affections aiguës mais je le crois capable de rendre des services dans la pneumonie à la condition d'être appliqué très énergiquement.

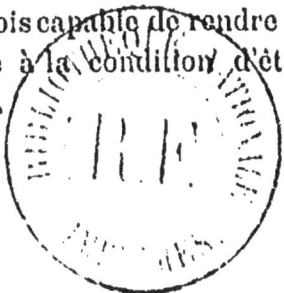

C'est un moyen excellent toutes les fois qu'on veut produire une révulsion énergique.

Marseille, le 9 septembre 1876.

Signé : MARGAILLAN,
Docteur en médecine à Marseille.

IV

J'ai fait usage plusieurs fois du Révulseur ou Régénérateur Raybaud et je dois déclarer que j'en ai toujours obtenu un excellent résultat. Un homme porteur d'un phlegmon profond de la fesse gauche, me fit appeler en avril 1876, et me dit que depuis trois ans il était affligé à pareille époque de cette affection qui l'obligeait à garder le lit environ de quarante à quarante-cinq jours.

Je pratiquai immédiatement sur la partie indurée une forte piqûre que je recouvrai d'huile Raybaud ; je renouvelai cette opération pendant cinq jours de suite, après lesquels l'abcès perça et guérit avec une rapidité étonnante ; dix jours après, le malade reprenait son travail.

Je me fais un devoir de recommander le Révulseur Raybaud à mes confrères toutes les fois qu'ils voudront produire une révulsion forte et rapide.

Marseille, le 15 juillet 1876.

Signé : CH. CASSIUS,
Pharmacien-Médecin à Marseille.

CERTIFICATS DIVERS

~~~~~~

I

Je soussigné, Sébastien Louyrette, déclare avoir
un fils qui, à une certaine époque, a été atteint d'un
rhumatisme universel. Après plusieurs années de
traitement et de souffrances terribles, il devint para-
lytique de tous les membres et resta, dans cette position, pendant dix-neuf mois. Un docteur de notre
ville m'engagea alors à le conduire à Montpellier. Je
l'y conduisis avec beaucoup de peine et parvint à le
faire admettre dans l'hôpital Saint-Eloi. Là, les célé-
brités de l'art médical le déclarèrent incurable après
l'avoir minutieusement visité. Je le gardai encore un
an dans cette position, puis le fis admettre à l'hôpital
de la Conception (Marseille), où il resta environ
huit mois, mais, malgré tous les soins qui lui furent
prodigués, aucun soulagement ne fut apporté à ses
souffrances. Plusieurs années s'écoulèrent ainsi. Un
de mes amis eut un jour la bonne idée de me parler
d'un système de guérison que pratiquait M. Antoine
Reybaud. J'eus recours à lui et il rendit à mon fils
l'usage de ses membres à un tel point qu'il peut
maintenant exercer sa profession de tonnelier. M.
Reybaud lui a prodigué tous ses soins et n'a pas

voulu accepter la plus légère rétribution. En foi de quoi je lui délivre le présent certificat.

Marseille, le 12 décembre 1874.

Signé : LOUYRETTE.

II

Je soussigné, déclare que ma femme a été malade pendant cinq ans sans qu'aucun des principaux médecins de Marseille ait pu la guérir. Abandonné par la médecine j'ai eu recours à M. Antoine Reybaud qui n'a voulu employer son système qu'après de vives résistances. Il a complètement réussi et n'a pas voulu accepter la plus légère rétribution. En foi de quoi je lui délivre le présent certificat.

Marseille, le 9 septembre 1874.

Signé : B. GROS.
Entrepreneur à Marseille.

III

J'étais atteint de fièvre intermittente et de jaunisse; pendant quatre mois, toutes les ressources de la médecine ont été impuissantes pour soulager mes souffrances. Me voyant à la dernière extrémité, j'eus recours à M. Antoine Reybaud, qui m'a guéri en quinze jours. Depuis cette époque, je n'ai ressenti aucune douleur.

J'ai eu recours aussi à M. Reybaud pour ma femme qui avait tout le côté gauche paralysé. Elle a été guérie en quarante jours.

M. Reybaud n'ayant rien voulu accepter pour ses

soins, je lui délivre le présent certificat comme preuve de ma reconnaissance.

Marseille, le 3 janvier 1875.

Signé : VAGUE.

Marseille, rue d'Aix, 35.

IV

J'étais atteint de fortes douleurs d'estomac et d'une grande irritation d'intestins, la digestion était très difficile, je souffrais cruellement au point de ne pouvoir vaquer à mes affaires. Ces douleurs provenaient d'une ou plusieurs doses de poudre de cantharides qui avaient été introduites, à mon insu, dans mes aliments.

Après avoir consulté plusieurs docteurs sans obtenir d'amélioration dans mon état, je priai M. Antoine Reybaud de vouloir bien me faire l'application de son système. Il consentit, après de vives sollicitations. Je déclare lui devoir la santé que j'ai obtenue en très peu de temps, grâce au Régénérateur. Après ma guérison, je voulus indemniser M. Reybaud de ses peines, mais il ne voulut rien accepter. En foi de quoi je lui délivre le présent certificat.

Marseille, le 12 janvier 1875.

Signé : GARELLI, Etienne,

Agent d'affaires, rue d'Aix, 40.

V

Le soussigné, déclare avoir eu recours à une huile pratiquée par M. Antoine Reybaud, pour la guérison de son fils Josué Levy, à peine âgé de 4 ans, atteint d'une fièvre cérébrale, et certifie qu'après l'application de l'huile, l'enfant donna signe de vie et quelques heures plus tard était hors de danger.

4

Après un pareil résultat, le soussigné ne peut faire que des louanges du système Régénérateur et affirmer que M. Reybaud, sans rétribution aucune, a rendu la vie à son fils. En foi de quoi il lui délivre le présent certificat.

Marseille, le 25 janvier 1875.

> Signé : LEVY, Samuël.
> Marseille, cours Belsunce, 24.

VI

En présence des témoins soussignés, le nommé Colonna, Ange-François, employé à l'administration du Gaz. en qualité d'éclaireur, a déclaré ce qui suit :

Ayant reçu un coup sur la poitrine j'en ai souffert pendant plus de deux ans, sans qu'aucun des médecins que j'ai consulté, au nombre de plus de dix, n'ait pu apporter aucun soulagement à mes souffrances. Mon état s'était au contraire tellement aggravé que j'avais onze plaies sur la poitrine. L'un des soussignés me proposa alors de m'accompagner chez M. Reybaud. Ce dernier indiqua à mon ami la manière de se servir de l'huile et de l'instrument, et, au bout de deux mois, j'étais complètement guéri et pouvais reprendre mon travail suspendu depuis près de trois ans. En foi de quoi, ne sachant signer, je prie les deux soussignés, témoins de ma guérison, de délivrer à M. Reybaud un certificat.

Marseille, le 28 janvier 1875.

> Signé : A. AUGUSTINI.
> Rue de la Palud, 45.
>
> DEGEORGE, Noël,
> *Tourneur*, domaine Ventre, 39.

VII

Ma femme souffrant cruellement d'un point de
côté, et le médecin qui venait la voir ordinairement
étant absent, en causant un jour avec M. Reybaud,
mon voisin, je lui exprimai mes craintes et mes in-
quiétudes. Il me fit alors part de son système et je le
priai de l'appliquer immédiatement à ma femme. Il
consentit, et, cinq jours après, elle était complètement guérie. En foi de quoi je délivre le présent certificat à M. Reybaud comme preuve de ma reconnaissance et de son désintéressement.

Marseille, le 5 février 1875.

Signé : Bois Farinon.
Rue St-Sépulcre, 3.

VIII

Pendant l'année 1865, je fus gravement atteint du
choléra. On parlait de M. Antoine Reybaud qui soi-
gnait et guérissait les cholériques ; mon père le fit
appeler, il vint en toute hâte, me fit boire quelque
chose et resta pendant deux heures à me prodiguer
ses soins et ne voulut rien accepter en payement. A
titre de reconnaissance, je lui délivre le présent certificat signé par mon père et par moi.

Marseille, le 13 février 1875.

Signé : Michel SILLERE fils, SILLERE père,
Rue Longue-des-Capucins, 85.

IX

J'étais atteinte d'une douleur à la cuisse dont je
souffrais horriblement et que n'avaient pu diminuer

ni les médecins de Pradon ni ceux de Marseille. Je
vis un jour M. Reybaud qui m'expliqua son système.
Je n'eus pas d'abord confiance dans sa méthode et
m'adressai de nouveau à la médecine. Je dépensai
ainsi à peu près tout ce que je possédais dans les
dix années que durèrent mes souffrances. A bout de
ressources, je m'adressai de nouveau à M. Reybaud
qui me guérit radicalement dans l'espace d'un mois.
Il y a deux ans de cela et je n'ai plus ressenti aucune
souffrance. Comme preuve de ma reconnaissance, je
délivre le présent certificat à M. Antoine Reybaud.

Marseille, le 15 février 1875.

Signé : JUSTINE, veuve PASCAL.
Rue des Pénitents bleus, 2.

X

Le 4 avril 1871, au moment de l'insurrection de
Marseille, en relevant un homme frappé par la mi-
traille dans la rue de Rome, je fus moi-même atteint
au bras gauche par un éclat d'obus. On me trans-
porta rue de Rome, 80, chez Madame Blanc, qui me
fit mettre sur un matelas et envoya chercher un médecin. Celui-ci dit que l'os était complètement broyé,
qu'il n'y avait plus rien à faire, et me laissa dans
cette position. Au bout de deux heures environ, on
sonna à la porte ; Mme Blanc fut ouvrir avec hésita-
tion car le canon grondait toujours. C'était M. Reybaud qui, fidèle à sa réputation d'humanité, parcou-
rait le champ de bataille et cherchait les blessés pour
les soigner. Il me lia le bras, le coupa, me pansa et
me fit conduire à l'ambulance. Depuis cette époque,
il n'a cessé de me faire du bien et, pour remercier

un homme à qui je dois la vie de son dévouement et de son courage au milieu du péril, je lui délivre le présent certificat.

Marseille, le 1er avril 1875.

Signé : BUNINO Lorenzo.
Rue Sainte-Philomène, 21.

XI

Depuis six mois, j'étais atteint d'une surdité telle que je ne pouvais saisir aucun son ; j'avais des bourdonnements dans les oreilles et des douleurs à la tête très vives. Après avoir consulté successivement plusieurs médecins, je rencontrai M. Reybaud à qui je fis part de mon infirmité. Il m'enseigna la façon dont il opérait et, après plusieurs jours de traitement, les douleurs cessèrent et l'ouïe fut complètement dégagée. En foi de quoi, je délivre le présent certificat à M. Reybaud, comme preuve de ma reconnaissance et de son désintéressement.

Marseille, le 30 avril 1875.

Signé : Alfred RÉVEST.
Chemin de Saint-Barnabé, traverse Montolivet, 10.

XII

Nous, soussignés, déclarons que le sieur Jean-Pierre Honnorat, âgé de 65 ans, cultivateur à Montolivet, campagne Bonnier, ne sachant écrire, nous a priés de délivrer à M. Reybaud le certificat suivant :

Atteint de vertiges fréquents, de bourdonnements dans les oreilles, presque entièrement sourd, et ayant entendu parler des cures extraordinaires accomplies par M. Reybaud, je me décidai à me soumettre à son systeme de guérison. J'employai donc son huile dont je fis usage pendant une dizaine de jours. Ce laps de temps écoulé, j'étais complètement guéri ; cependant j'avais souffert pendant plus de dix mois.

Presqu'à la même époque, j'employai le même remède pour mon fils atteint d'un panaris et il guérit très rapidement.

Je me fais un devoir de déclarer que M. Reybaud n'a jamais voulu accepter de rémunération ni pour ses conseils ni pour son huile.

Marseille, le 24 août 1875.

Signé : MARTIN et LIEUTAUD,
Quartier Montolivet, traverse Riffard.

XIII

Je soussigné, Alène Bienvenu, âgé de 35 ans, cultivateur à Montolivet, campagne Rougier, déclare que atteint depuis huit ans d'une ophtalmie chronique dont je n'avais pu arrêter les progrès, malgré tous les remèdes employés continuellement, je n'ai dû une amélioration sensible à mon mal qu'au système de guérison de M. Reybaud. J'étais complètement privé de la vue et j'y vois assez maintenant pour me livrer à mes occupations journalières.

Marseille, le 24 août 1875.

Signé : ALÈNE.

XIV

Je soussigné déclare que ma femme était malade depuis deux ans des suites d'un point de côté. J'avais épuisé toutes les ressources de la médecine et je commençais à désespérer de sa guérison, lorsque je

consultai M. Reybaud et que j'employai le Régénérateur. Au bout d'un mois ma femme était complètement guérie. Je délivre ce certificat à titre de reconnaissance et de remerciement.

Marseille, le 2 octobre 1875.

Signé : GONNET.

XV

Au mois de janvier 1870, je m'étais piqué le bras
droit avec du cuivre. Voyant qu'il y avait de l'inflammation, je consultai un médecin qui me fit frictionner avec du baume tranquille. Mais l'inflammation
augmentant toujours et l'enflure prenant des proportions considérables, je fis appeler M. Reybaud dont
j'avais entendu parler. Il ne voulut venir qu'accom-
pagné d'un médecin et m'apporta de son huile gratuitement. Je lui délivre le présent certificat comme
preuve d'une complète guérison.

Marseille, le 24 octobre 1875.

Signé : LARRÉZET, Pierre.
Rue Nationale, 1.

XVI

Je soussigné déclare qu'atteint depuis quatre ans
d'une douleur rhumatismale à l'épaule, et après avoir
employé les divers moyens en usage, j'ai eu recours
au système de M. Reybaud et je lui délivre le présent certificat comme preuve d'une guérison radicale et gratuite.

Marseille, le 3 mai 1876.

Signé : A. HONORÉ,
Bijoutier, rue d'Aix, 21.

XVII

Je soussigné, Lucien Ligier, commis à Marseille, rue de Bausset, 4, ayant beaucoup souffert pendant trois ans d'une bronchite aiguë très caractérisée qui m'oppressait continuellement, et avec redoublement d'intensité tous les soirs, sans avoir jamais pu obtenir de soulagement par les moyens ordinaires, — déclare que c'est le système du Régénérateur de M. Reybaud qui, il y a cinq ans, m'a guéri entièrement et permis de reprendre mon travail. Je déclare de plus que M. Reybaud n'a voulu accepter aucune rétribution, se contentant, m'a-t-il répondu, de la satisfaction qu'il éprouvait quand il pouvait faire le bien à son prochain.

Marseille, le 14 août 1878.

Signé : Lucien LIGIER.

XVIII

La dame Bénédite, veuve Luquiens, ne sachant écrire, d'après son ordre, nous soussignés, témoins de sa maladie et de sa guérison, avons délivré à M. Reybaud le certificat suivant :

En 1865, elle fut atteinte du choléra et personne n'osait lui porter secours. Il vint cependant un médecin, mais il se retira aussitôt disant qu'elle ne passerait pas la nuit. Un des voisins qui avait appris que M. Reybaud donnait gratuitement des soins aux cholériques, fut alors le chercher. Il se rendit aussitôt à cet appel, passa la nuit auprès de la malade et le lendemain elle était sauvée, au grand étonnement de tout le monde. Elle déclare donc devoir la vie à M.

Reybaud qui, lorsqu'elle lui offrit une rémunération, répondit qu'il n'avait fait que son devoir et la refusa.

Marseille, le 24 août 1876.

Signé : CHARLES fils et MÈGE.

XIX

Je soussigné, Léopold Lombardini, navigateur, déclare qu'en 1870, étant au Brésil, je fus pris de coliques sèches qui me firent horriblement souffrir ; j'avais aussi des douleurs au côté et une autre grave maladie. Après avoir épuisé toutes les ressources de la médecine du bord, je fus obligé de me faire débarquer. Je fis alors usage du Régénérateur et je déclare que coliques, douleurs, point de côté et maladie grave ont été complètement guéris. M. Raybaud n'ayant rien voulu accepter, je lui délivre le présent certificat pour en faire l'usage qu'il désirera.

Marseille, le 7 septembre 1876.

Signé : Léopold LOMBARDINI.
Rue d'Aix, 20.

XX

Je soussigné, déclare qu'étant militaire en Algérie, je fus atteint des fièvres alors si communes dans cette contrée. J'entrai à l'hôpital militaire, où je restai quatre mois, mais rien ne put me guérir. Deux ans après, lorsque je revins à Marseille, je pensais que le changement d'air me guérirait, mais il n'en fut rien et je restai encore trois ans malade. Si je suis guéri aujourd'hui, c'est grâce à M. Reybaud ; il m'indiqua, sans rétribution, la manière de se servir de son procédé, et dans l'espace de huit jours je fus complètement guéri. Il y a de cela une quinzaine d'années et

je n'ai plus ressenti le moindre symptôme. En foi de
quoi, je lui délivre le présent certificat.

Marseille, le 14 septembre 1876.

Signé : AMBROSI, Nicolas.

Employé à l'Octroi, 1re division.

XXI

Je soussigné, déclare devoir à M. Reybaud et au
Régénérateur la guérison de douleurs d'estomac et
de reins dont je souffrais depuis plusieurs années.
Ces douleurs étaient devenues si fortes que j'avais
été obligé de suspendre mon travail. Le traitement
ordonné par le docteur ne m'apportait qu'un soulagement passager. Le Régénérateur, au contraire, m'a
guéri radicalement et m'a permis de reprendre mon
travail que je n'ai plus cessé depuis.

Marseille, le 15 décembre 1876.

Signé : BOURRU.

Rue du Chevalier-Paul, 64.

XXII

Je soussigné, Boëtti, Joseph, demeurant à Marseille
déclare avoir été guéri du ver solitaire dont j'étais
atteint depuis plus de huit mois. Sans le Régénérateur, je serais encore affligé de cette terrible maladie, mes moyens ne me permettant pas de faire les
dépenses indiquées par le médecin que j'avais consulté. M. Reybaud m'a guéri gratuitement et je lui en
délivre le présent certificat.

Marseille, le 25 décembre 1876.

Signé : BOËTTI, Joseph.

Rue Saint-Pierre, 87.

XXIII

Je soussigné certifie, après avoir fait usage pendant dix jours de l'huile de M. Antoine Reybaud, avoir été guéri d'un panaris et d'un rhumatisme articulaire.

A M. Reybaud, mes remerciements et ma reconnaissance.

Marseille, le 18 janvier 1877.

Signé : FAURE, Juste.
Place de l'Ecole-de-Médecine, 6.

XXIV

En présence des témoins soussignés, le nommé Jean-Baptiste Gambarutti, demeurant rue d'Isly, 3, déclare qu'atteint d'une affection syphilitique au visage et ses moyens pécuniaires ne lui permettant pas de suivre un traitement long et coûteux, il eut recours au procédé de M. Reybaud qui, après l'avoir guéri en moins de trois mois, ne voulut accepter aucune rétribution. En foi de quoi il déclare lui délivrer le présent certificat pour s'en servir comme il lui plaira.

Marseille, le 6 avril 1877.

Signé : AMBROSI et J. TRONCON.
Rue du Saule, 6.

XXV

En 1866, époque de l'épidémie, je fus subitement frappé par le choléra au moment où je revenais de la campagne. Je fis appeler M. Reybaud à dix heures du soir. Il me fit boire du vinaigre, de l'eau glacée vinaigrée et me fit tenir constamment une tranche de citron dans la bouche. Il me quitta à deux heures du matin en me disant que j'étais hors de danger. J'en fus quitte, en effet, pour la peur. En conséquence, comme M. Reybaud n'a rien voulu accepter, je lui délivre le présent certificat à titre de reconnaissance.

Marseille, le 14 juin 1877.

Signé : ACHARD.
Place d'Aix, 19.

XXVI

Je certifie avoir été radicalement guérie et gratuitement par l'huile de M. Reybaud d'une douleur à l'épaule droite qui me faisait souffrir depuis dix ans, bien souvent même je ne pouvais pas me servir de mon bras. La guérison a été très rapide et je suis heureuse de lui délivrer le présent certificat.

Marseille, le 20 juin 1877.

Signé : Anne COLOMB.
Rue Mission-de-France, 2.

XXVII

MONSIEUR REYBAUD,

Vous m'avez guéri dans quinze jours d'une cruelle maladie qui faisait le tourment de ma vie depuis quinze ou seize ans. J'avais eu le malheur, il y a environ 25 ans, de contracter une maladie de jeunesse pour laquelle un pharmacien de cette ville me fit faire un traitement long et coûteux. Le mal sembla disparaître, mais huit ou dix ans après, il reparut sous forme de croûtes écailleuses entre les deux épaules et sur la poitrine. La nuit j'éprouvais à ces parties des démangeaisons atroces. Plusieurs fois par mois, je me grattais malgré moi et enlevais ces croûtes ; j'éprouvais alors sur ces plaies rouges violacées une sensation de brûlure très vive, il en suintait pendant deux ou trois jours un liquide ichoreux abondant ; après il se formait de nouveau des croûtes blanchâtres, épaisses et rugueuses, semblables aux premières qui me faisaient éprouver encore pendant la nuit de terribles démangeaisons. Je faisais tous les ans, mais toujours inutilement, toute espèce de traitement pour me débarrasser de ce mal intolérable ; j'en étais venu à désirer la mort pour mettre fin à mes tourments, quand la Providence voulut qu'on me parlât de vous et de vos nombreuses cures. Je vins vous trouver, et j'ai la satisfaction de vous dire que trois flacons de votre huile merveilleuse m'ont guéri en quelques jours. Et, en reconnaissance de l'immense service que vous m'avez rendu gratuitement, je vous autorise à donner de la publicité à mon attestation pour répandre dans le public la connaissance de votre excellent système de traitement.

Marseille, le 24 juin 1877.

Signé : DUBOIS, André.
Négociant, rue du Chevalier-Paul.

XXVIII

MONSIEUR REYBAUD,

J'étais souffrant depuis plus d'un an des suites d'une frayeur. J'avais souvent des oppressions et des frissons et quelquefois des étourdissements qui me

rendaient hébété ; mes souffrances augmentaient de
jour en jour et m'avaient enfin forcé de garder le lit.
J'avais fait inutilement plusieurs traitements pour
me guérir ; je me croyais perdu, quand un de mes
amis vint me parler des cures que vous faites tous
les jours avec votre instrument et votre huile. Je
vous envoyai aussitôt ma femme pour vous prier
de venir à mon secours ; et comme vous m'avez
sauvé la vie sans vouloir accepter aucune récom-
pense, je me fais aujourd'hui un plaisir et un
devoir de déclarer et certifier qu'il vous a suffi pour
me guérir de me piquer avec votre instrument une
seule fois le tronc du corps et d'employer sur ces
piqûres un seul flacon de votre huile dans l'espace
de trois jours, et que dix jours après, j'ai été complètement guéri et que la guérison s'est toujours main-
tenue, quoiqu'elle date depuis plus de trois ans. En
reconnaissance d'un si grand service, je vous délivre
le présent certificat pour le porter à la connaissance
du public.

Marseille, le 3 juillet 1877.

Signé : Joseph SAPET,
Employé du Chemin de fer, Chemin des Chartreux, 100.

XXIX

En présence des témoins soussignés, le nommé
André Passovoso, demeurant rue Montolieu, 31, déclare que :

Étant atteint depuis trois mois de dyssenterie et
de vomissements, il était devenu tellement faible que
ses jambes ne pouvaient plus le porter. Cette maladie était d'autant plus mauvaise, qu'à cette époque,

c'est-à-dire en 1866, il y avait le choléra à Marseille.
Quelqu'un de ses amis lui parla alors de M. Reybaud et l'engagea à aller le voir. Il y fut, on lui fit
boire quelque chose de très fort qui le guérit de
suite. M. Passevose affirme que tous les médicaments
employés jusqu'alors ont été absolument infructueux;
lorsqu'il fut voir M. Reybaud, le mal avait redoublé
d'intensité, mais que, grâce à ce dernier, il fut guéri
de suite et gratuitement, et il lui délivre la présente
attestation pour lui servir et valoir comme il lui
plaira.

Marseille, le 6 août 1877.

Signé: DURBEC, Noël.   MOUREN.
Rue d'Aix, 31.   Rue d'Aix, 39.

XXX

MONSIEUR REYBAUD,

J'ai fait usage du Régénérateur que vous avez
donné à votre frère de la Colle. Je souffrais d'un rhumatisme à la région lombaire depuis dix ans et tous
les traitements que j'avais essayés avaient échoué.
Je me suis piqué trois fois et mon rhumatisme a disparu totalement.

Cagnes, le 15 novembre 1877.

Signé : PELLISSIER,
Maréchal-ferrant, à Cagnes.

XXXI

Je soussigné, Nicolini, Paul, demeurant à Saint-
Marcel, déclare qu'atteint de violent mal de tête et
de bourdonnement dans les oreilles qui ne me laissaient aucun repos, j'ai employé le système de M.

Reybaud, et j'ai été guéri radicalement et gratuitement
en quatre jours. En foi de quoi je lui ai délivré le
présent certificat.

Marseille, le 1er décembre 1877.

Signé : NICOLINI, Paul.

XXXII

Je soussigné, déclare avoir été frappé d'une surdité
complète de l'oreille droite. Après être resté longtemps dans cette position, j'eus recours à M. Reybaud
et à son système.

J'y ai eu également recours pour ma femme qui
était affligée d'un anthrax dans le dos dont les médecins n'avaient pu la débarrasser.

Je dois déclarer que nous avons été tous les deux
guéris en très peu de temps. Aussi je délivre à M.
Reybaud le présent certificat comme preuve de notre
guérison, de notre reconnaissance et de son désintéressement.

Marseille, le 23 novembre 1879.

Signé : CAUSSÉ.
Rue Thomas, 34.

XXXIII

Dechiaro, io sottoscritto che la mia figlia Giuseppina
sorpreso da una violente pontura dalla parte sinistra
dell'pitto e il elbalo peggiaruva comprometendo la sua
existenza. La povera ragazza era nelle disperazione
edio mi risolso d'andar a Signor Antoine Reybaud ed
questo signore ebbe diede un suo rimedio consistendo
in un olio e mi assicurò che aplicandoli questo
rimedio all'indomani sarebbe guarita. E come di

fatto all'indomani la mia figlia oprovà un grand'ame-
lioramente e nello spazio di 3 giorni non rissenti
più nulla della sua indisposizione e fù pienamente
restabilita.

E dopo la guarizione, mi portò a casa del mio
benefattore (che tale posso chiederlo), con l'intenzione
di ricompensarlo di tutto ciò y li era debitore, ma
inutilmente. Il signor Reybaud rifuetto sempre la
mia offerta dicendomi che non l'avea fatto per inte-
resse e che non voleva dunque accettar nullo nè à
titolo di regola nè di récompenza. Non altro volo
accettare che un ringraziamento. E per tale, in fede
alle pura verita li libero il presente certifico.

Marsiglia, il 13 maggio 1877.

Signé : CRISTOFORO, Biggi,
Ruo du Bon Pasteur, 14.

XXXIV

Il nominato Antonio Bianchi, demoranto rue de la
Clovisse, n° 11, Marsiglia, dichiara alla presensa dei
qui sotto scriti testimoni, che da qualche tempo sui
surpreso da un terribile male di reni, che la cos-
trinse soventi volte a cessare il lavoro, edcha pensáto
di portarsi a Genova per attivare la guarizione
cagionundoli delle forte spese ; ma nulla ottene il
male continuò la medesima via.

Finalmente incontrò un suo amico che li feci conos-
core il signor Reybaud Antoine, il quale l'ha guarito
nello spazio di giorno quindici, e senza questo signor
Reybaud quanti anni ancora avrebbe surse sofferto
soportando questa teribile indisposizione.

E dopo ottenuta la complelta guarigione come suo

4 *

dovere si poito dal signor Reybaud per recompensarlo di tutto ció che avera fatto per esso ; ma nulla vuole acettare per recompensa, e per tale lo ringrazia come benefattore.

Marsiglia, 21 maggio 1877.

Signé : CRISTOFORO, Rossi, Rue des Ugolins, 7.

GARELLI, Etienne, Rue d'Aix, 40.

XXXV

Il nominato Masera Bertolomeo, demorante rue Montolieu, 23, Marsiglia, dichiara alla presensa dei qui sottoscriti testimoni di avere sofferto quatro mesi un dolore dalla parte destra del petto, che li impediva la respirazione fui obligato a suspendere il suo lavoro ; e fortunatamente incontro un suo amico che lo consiglio di Rivolyersi dal signor Antoine Reybaud ; e suivendo il consiglio del suo amico si Risolse da questo signor che li diede un rimedio consistendo in un olio, che lo aplico due giorni e dopo questo termine il dolore al petto fu scompasso ; e li cure un anno da quest epoca che non si è più risentito nulla ; e per tale lo ringrazia infinisimente del bene fatto come suo benefatore ateso che non hà voluto accettare alcuna recompensa.

Masera Bertolomeo per esere illiterato fa il segnio della cruce.

Signé : CRISTOFORO, Rossi
Testimonio
Rue des Ugolins, 7.

CRISTOFORO, Biggi.
Testimonio
Rue du Bon-Pasteur, 14.

XXXVI

Depuis environ treize ans j'étais atteint de grandes douleurs de tête, au point d'en perdre la raison. J'avais consulté les meilleurs docteurs en renom à Marseille, j'ai suivi leur traitement sans succès. Un dernier même m'a soigné quatre mois sans résultats. On m'a parlé du Régénérateur de M. Reybaud, j'en ai fait l'application sur l'assurance qui m'avait été donnée par M. Reybaud même que dans un mois je serais guéri.

Je suis doublement heureux de constater qu'avant la fin du mois mes douleurs avaient disparu et j'étais radicalement guéri.

Marseille, 3 décembre 1878.

ARMELLIN,
Brigadier de l'Octroi.
Chemin de Montolivet, 12.

XXXVII

En descendant à fond de cale pour faire le revêtement d'une chaudière sur une chaloupe à vapeur, je tombai sur un clou qui traversa la semelle du soulier et s'enfonça profondément dans le pied.

J'eus toute la peine du monde à rentrer chez moi, et au bout d'une heure le pied s'enfla prodigieusement et les douleurs me causèrent la fièvre.

J'eus recours au procédé curatif de M. Reybaud que je fis appeler sur le champ. Il m'appliqua une pommade de sa composition, allongée de quelques gouttes de son huile. Non-seulement les douleurs cessèrent, mais le pied désenfla et je sortis au bout de trois jours.

A la même époqu ma femme fut piquée par l'épine d'un poisson (Rascasse). La main enfla, des douleurs aiguës saisirent le bras jusqu'à l'épaule. J'appliquai moi-même la même pommade et l'huile sur la piqûre. Les douleurs cessèrent et le mal s'arrêta instantanément.

Je donne d'autant plus volontiers ce témoignage à la vérité, que M. Reybaud nous a donné et ses remèdes et ses soins gratuitement, malgré les offres pressantes que nous lui avons faites.

Pour les morsures, piqûres, etc., occasionnées par un corps venimeux, vénéneux, oxidé, etc., je ne crois pas qu'il existe un curatif aussi sûr et surtout aussi prompt.

J'ai délivré ce certificat, non-seulement pour favoriser la publicité de ce procédé, mais surtout dans la douce persuasion d'être utile à mes semblables en le propageant,

Marseille, le 15 décembre 1878.

GUIOL,
Professeur de Mathématiques.
Rue Saint-Sépulcre, 16.

XXXVIII

MONSIEUR REYBAUD,

Je viens vous déclarer que vous m'avez guéri d'une maladie de larynx que j'avais depuis environ un an.

Lorsque j'ai employé votre système, je ne pouvais plus prendre de nourriture et la voix était éteinte. Trois médecins avaient déclaré que j'étais atteint de la poitrine.

Je vous délivre le présent certificat comme preuve
de guérison, et pour vous remercier ensuite de votre
désintéressement.

Marseille, le 5 janvier 1879.

MASSE, JOSEPH-HONORÉ.
Rue Bernard-du-Bois, 39.

XXXIX

MONSIEUR REYBAUD,

J'ai fait usage de votre huile vésicante et de votre
pommade d'abord sur ma femme atteinte d'une affection dartreuse depuis trois ans sur laquelle tous les
dépuratifs en usage avaient échoué, ensuite pour
moi atteint d'une douleur froide dans l'épine dorsale
depuis plus de deux ans. J'ai fait l'application de
votre Régénérateur une seule fois et j'ai la satisfaction de vous dire que l'un et l'autre avons été complè
tement guéris en très peu de temps. Il y a trois ans
de cela et depuis aucune trace du mal n'a reparu.

En reconnaissance du service purement gratuit
que vous m'avez rendu je vous délivre le présent
pour vous servir et pour le faire valoir ce que de
droit.

Marseille, le 26 janvier 1879.

FAURAIT.
Rue Gourjon, 14.

XL

En 1878, je fus atteinte d'un rhumatisme au cer-
veau qui me fit cruellement souffrir.

Je fis appeler une célébrité médicale du pays que
j'habitais alors (la Grèce), et, après un traitement de

deux mois, il me conseilla le retour au pays natal où je me fis soigner par plusieurs docteurs des plus renommés de Marseille. Pendant six mois au moins, j'ai suivi le traitement de chacun d'eux ; la maladie ne faisant qu'empirer de jour en jour, engendra une anémie complète.

Epuisée enfin par les souffrances, j'eus la bonne fortune d'entendre parler de M. Reybaud. Je me confiai à ses soins, je suivis son traitement pendant un mois et demi et j'eus enfin le bonheur d'être guérie par son système que l'on ne saurait trop connaître et cela sans faire usage d'aucun médicament interne ; j'ai beaucoup souffert, c'est vrai, étant si affaiblie, mais le résultat a été merveilleux. Aussi, je suis heureuse de pouvoir rendre hommage au dévouement de M. Reybaud, en lui décernant le présent certificat, et en le priant d'agréer ma plus vive reconnaissance.

Marseille, le 3 octobre 1879.

Hortense LISIER, née CASAVECCHIA,
Rue Longue des Capucins, 14.

XLI

Je soussigné, Sibour, Joseph, journalier, déclare avoir été atteint d'un panaris à l'annulaire de la main gauche, et, après avoir été traité à l'Hôtel-Dieu, et cela vainement, ainsi que par les Sœurs de Saint-Vincent-de-Paul à la Grande-Miséricorde, ne pouvant guérir et souffrant horriblement, j'entendis parler de M. Reybaud, horloger, demeurant rue d'Aix, 36.

J'allais voir ce Monsieur, qui, après trois jours de suite, non seulement m'a soulagé mais encore m'a guéri. Je lui délivre donc le présent, pour en faire tel usage qu'il lui plaira ; heureux d'attester ici la vérité et de dire aussi que lui ayant offert un juste tribut pour ses bons soins, il n'a rien voulu accepter.

C'est donc gratuitement qu'il m'a guéri.

Marseille, ce 7 février 1880.

SIDOUR, Joseph,
Boulevard Mirabeau, 2, chez M. le Restaurateur.

XLII

Le soussigné déclare avoir été atteint de surdité complète d'une oreille. Après plusieurs mois de traitement et de souffrances, toujours sans succès, je fus trouver M. Antoine Reybaud, horloger, rue d'Aix, 36, que j'avais entendu dire très expérimenté sur toute espèce de maladie ; je suivis son traitement pendant quelques jours, et je suis heureux de dire que, dans un mois, j'ai été radicalement guéri.

En foi de quoi, je lui délivre le présent certificat, en le remerciant de son désintéressement, car il n'a voulu accepter aucune rétribution.

Marseille, 16 octobre 1880.

TARDY, Louis,
Rue du Sol, 14.

XLIII

Je soussigné, déclare avoir fait usage du système Régénérateur Reybaud ; sur mon instance, il se rendit à mon domicile, rue des Petites-Maries, 6, guidé par un sentiment d'humanité. Ma femme, par suite de ses couches, ne pût allaiter son enfant, n'ayant pas le lait nécessaire pour suffire à sa nour-
ure, il survint un engorgement des seins et, par

suite, il se forma un abcès. Je dus appeler un médecin, mais, malgré tous les soins que je prodiguais nuit et jour, je n'obtins aucun résultat.

C'est donc à M. Reybaud que je dois sa guérison prompte, radicale et désintéressée.

C'est pourquoi je délivre le présent certificat en reconnaissance des services qu'il m'a rendu.

PREGHEFFI, César,

Gardien de la paix.

Marseille, le 21 avril 1881.

XLIV

Je soussigné déclare que, par suite d'un fort coup que j'avais reçu dans les reins, après avoir été traité par deux docteurs qui n'ont pas pu me guérir de cette douleur qui m'empêchait de respirer et qui m'empêchait tout travail, déclare que ce n'est que par le système de M. Reybaud et grâce à la vertu de son huile que je suis entièrement rétabli en très peu de temps et que je retravaille comme par le passé. En foi de quoi, je lui délivre le présent certificat, à titre de remerciements et de reconnaissance pour ses bons soins désintéressés, et je l'autorise à donner à ce titre toute la publicité possible, car M. Reybaud n'a rien voulu accepter pour ses peines et soins.

Marseille, le 23 avril 1881.

COUTAT,

Scieur à la mécanique,

A la scierie Montricher, à Sainte-Marthe,

Banlieue de Marseille.

XLV

Je soussigné déclare qu'atteint depuis plusieurs années de crampes d'estomac et de vomissements après mes repas, car la digestion ne se faisait pas, je souffrais horriblement ; j'avais suivi plusieurs traitements, et rien ne m'avait soulagé. J'eus alors recours à M. Antoine Reybaud qui m'appliqua son système révulsif, et grâce à son huile qui me fit sortir par le corps une grande quantité de matière, et au bout de quinze jours de traitement, je fus parfaitement rétabli et il y a deux ans de cela, je n'ai plus ressenti aucune crampe d'estomac et je digère parfaitement.

C'est pourquoi je lui délivre le présent certificat, pour le remercier de ses soins tout à fait désintéressés, et ensuite pour que ce certificat serve, par sa publication, à propager, dans toutes les classes de la société, un système que l'on ne saurait trop louer.

Marseille, le 8 juillet 1881.

Signé : COURT,
Marchand d'or et fondeur d'or,
Chemin des Chartreux, 101.

XLVI

Je soussigné déclare que mon fils, âgé de dix-huit mois, étant gravement malade, avait des crises qui le laissaient inanimé.

Un docteur que j'avais fait appeler me déclara qu'il ne pouvait rien faire pour le moment, qu'il fallait attendre le lendemain afin que la maladie se déclare.

Mon épouse voyant notre enfant dans cet état, fit

appeler M. Reybaud, Antoine, notre voisin, qui ne
voulut pas attendre le lendemain pour soulager mon
fils, et qui me garantit la guérison de mon petit, si
j'employais son système ; je l'écoutai, et M. Reybaud
assisté d'un docteur, opéra mon fils et lorsque mon
docteur vint de nouveau le lendemain, il déclara que
mon fils était atteint d'une fluxion de poitrine.

C'est grâce à son huile que mon fils fut guéri dans
très peu de jours, et c'est pourquoi je lui délivre le
présent certificat et l'autorise à en faire la plus
grande publication. Et ensuite je le remercie des soins
désintéressés qu'il a bien voulu donner à mon fils,
sans jamais avoir voulu accepter aucun paiement. En
foi de quoi je signe le présent.

Marseille, le 31 juillet 1881.

Signé : Frédéric EYRAUD.
Rue Saint-Sépulcre, 1.

XLVII

Je soussigné déclare qu'atteint depuis cinq ans
de l'asthme, maladie que j'avais contractée aux États-
Unis et qui m'empêchait de travailler, car la moindre
fatigue me procurait des étouffements à ne pas pouvoir respirer ; m'étant fait soigner par plusieurs docteurs en renom aux États-Unis, qui me firent dépen-
ser beaucoup d'argent sans apporter aucun soulagement à ma position, je revins en France, où, depuis
deux ans, je me fis de nouveau traiter par des médecins et le résultat ne fut pas meilleur qu'aux États-
Unis. J'eus la bonne fortune d'entendre parler d'un
remède que pratique M. Reybaud, horloger, et au
bout d'un mois de traitement, je peux dire que

j'étais guéri, car j'ai la respiration parfaitement libre et je n'ai plus cette suffocation qui me faisait souffrir horriblement.

En foi de quoi je délivre le présent certificat à M. Reybaud, à titre de remerciment et de reconnaissance pour ses soins désintéressés et afin que sa publication puisse profiter à soulager l'humanité.

Signé : Vincent CAZABONNE.
Rue du Saule, 16, Marseille.

XLVIII

Je soussigné déclare qu'atteint d'une douleur au bras droit qui me faisait souffrir depuis un an, je fus soigné par plusieurs docteurs pendant deux mois environ, sans avoir pu obtenir aucune amélioration à ma position. J'entendis parler d'un remède que pratique M. Reybaud, horloger, et après quinze jours je fus complètement guéri de la paralysie de mon bras droit, causée par cette douleur.

En foi de quoi je délivre le présent certificat à M. Antoine Reybaud, pour le remercier de ses soins désintéressés, et afin que par sa publication il puisse rendre service à l'humanité.

Marseille, le 6 septembre 1881.

Signé : ANTONY.
Rue Plumier, 44, Marseille.

XLIX

Je soussigné déclare qu'étant blessé à la main droite, ayant deux doigts brisé, après avoir été traité par deux chirurgiens de Marseille il me restait dans l'un de ces doigts une esquille sous peau que la pommade de M. Reybaud me fit sortir dans l'espace de trois jours.

En foi de quoi je lui délivre le présent certificat pour le remercier de ses soins désintéressés, car M. Reybaud n'a voulu recevoir aucune rétribution pour sa pommade et pour ses soins.

Marseille, le 24 septembre 1881.

Signé: BOURGEAULT.

Rue St-Sépulcre, 38.

L.

Je ne saurais mieux terminer cette série de certificats qu'en citant un exemple frappant de guérison qui indiquera combien est excellente la méthode que j'emploie. Madame Reybaud, mon épouse, fut atteinte, il y a quelques années, d'une fièvre typhoïde compliquée de fluxion de poitrine. Deux docteurs de mes amis me déclarèrent au troisième soir qu'elle ne passerait pas la nuit et que leur art était impuissant; désespéré, je piquai ma chère malade sur le ventre et les reins, et après avoir passé une forte couche d'huile, j'attendis le résultat dans la plus vive anxiété. Ici il faudrait crier au miracle : la puissance du médicament fut telle qu'au bout de quelques heures tout danger était passé, l'extrémité des pieds et des mains qui était déjà noire revint à sa couleur normale, la circulation reprit son cours, et grand fut l'étonnement des docteurs le lendemain, lorsque croyant trouver un cadavre, ils se virent en face d'une malade en pleine voie de guérison.

LI

M. le docteur Millou, si avantageusement connu dans notre ville où il réside, boulevard de la Magdeleine, nᵒ 29, fait depuis plus de dix ans usage de notre système, à l'aide duquel il a obtenu de très belles cures. On peut, du reste, le consulter à cet effet, car il a été un des premiers à recourir à notre Régénérateur et à le vulgariser dans tous les cas où il est applicable.

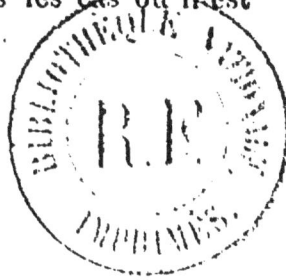

A NOS LECTEURS

Ainsi qu'on a pu s'en convaincre, notre traitement s'adresse plus particulièrement aux personnes réputées incurables. Il est facile de s'en assurer en lisant dans la série des Certificats divers, les attestations délivrées par de nombreux malades.

Il est donc péremptoirement établi que beaucoup de maladies qui avaient résisté à l'action médicale ordinaire ont été radicalement guéries par l'emploi de notre Régénérateur. Il ne peut manquer d'entrer bientôt dans la pratique et devenir un puissant auxiliaire pour tous les médecins, sans distinction d'école, qui n'ont en vue que l'intérêt de l'humanité.

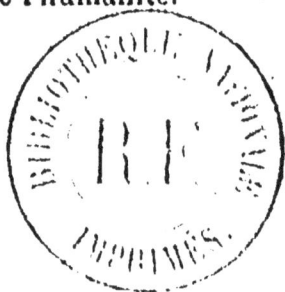

TABLE DES MATIÈRES

~~~~~~

CHAP. IV. — QUESTIONS DIVERSES.

FIN DE LA TABLE DES MATIÈRES

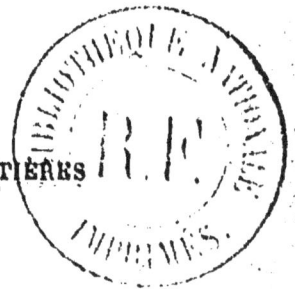

Marseille.— Typographie Blanc et Bernard, rue Ste-Pauline, 2 a.

MARSEILLE.— TYPOGRAPHIE BLANC ET BERNARD

RUE SAINTE-PAULINE, 2 A.

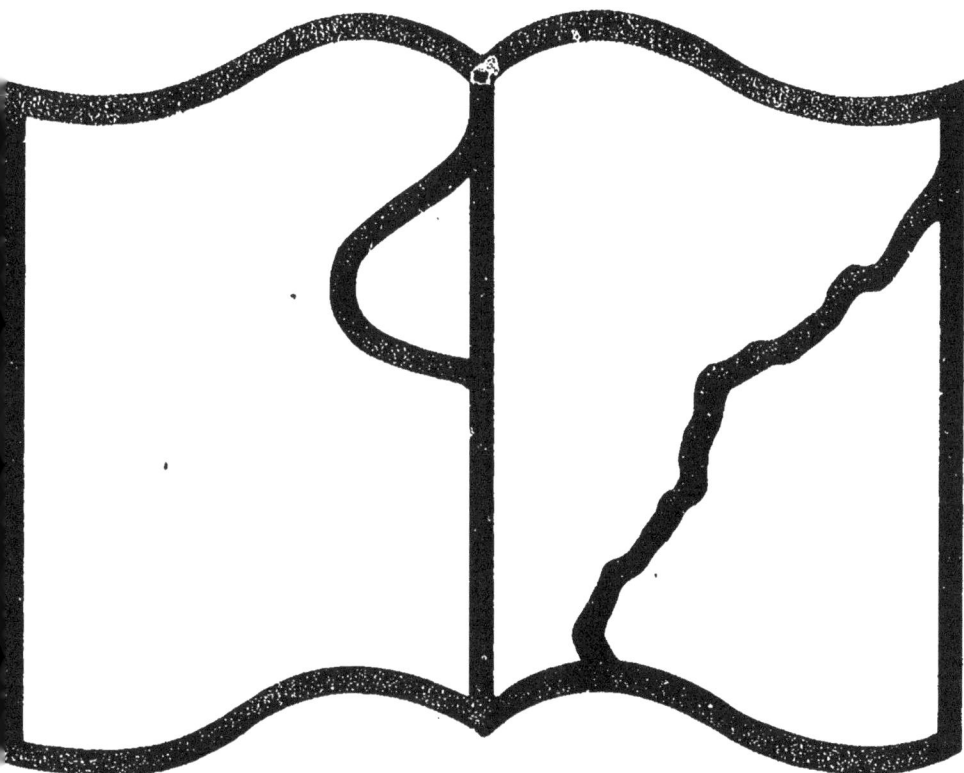

Texte détérioré — reliure défectueuse

NF Z 43-120-11

www.ingramcontent.com/pod-product-compliance
Lightning Source LLC
Chambersburg PA
CBHW071900200326
41519CB00016B/4474